suncolor

suncolor

向殘酷的仁慈說再見 2

給愛的人沒煩惱
被愛的人沒痛苦

國立陽明大學附設醫院內科加護病房主任
陳秀丹 醫師 著

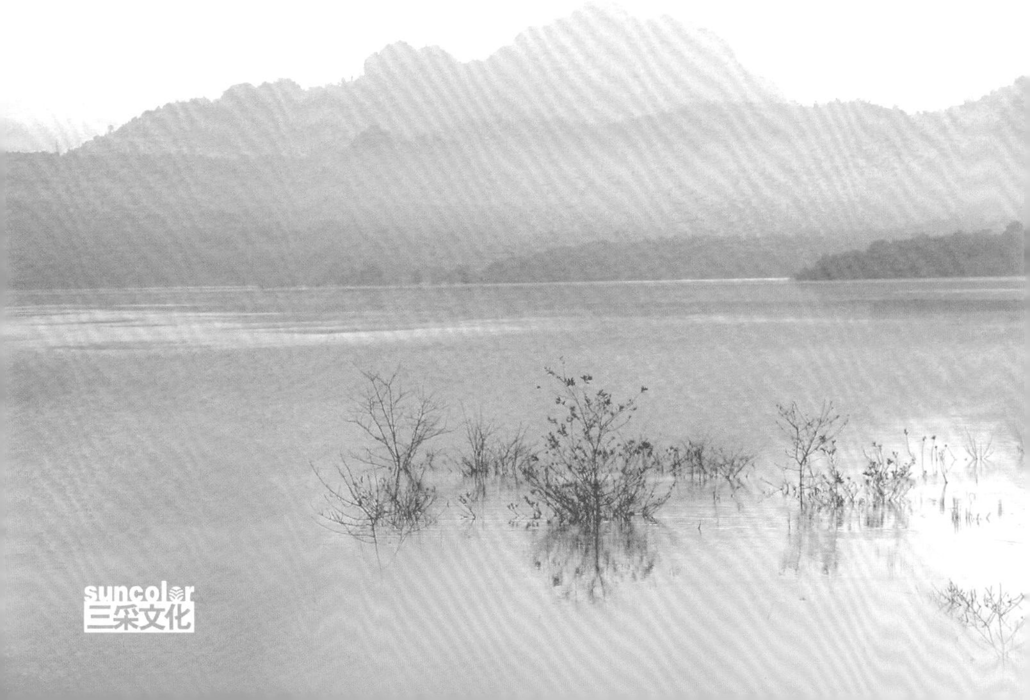

【推薦序】以敘事醫學內省、療傷與發聾振聵

台灣安寧療護推手、國立成功大學醫學院教授　**趙可式**

「生命有極限，醫療也有極限，儘管他的兒子之中有一位是醫師，但再怎麼樣的關心、再怎麼樣的治療，生命還是會終止的。孝順要及時，大限來時放手也要及時，才能避免日後的悔恨！」

秀丹醫師在本書中，〈悔恨交加——走不出傷痛的家屬〉所描述的故事，幾乎每天在台灣各個醫療機構中發生。我們上週才遇到相似的案例，老媽媽的癌細胞轉移到全身，作為開業醫師的兒子，用極強硬的態度要求醫院「救到底」，為了解除身為兒子自己沒有及早發現母親生病的罪惡感。老媽媽最後插了滿身管子，在一套急救程序中肋骨斷裂，胸膛因電擊而紫黑，流著血、流著淚斷氣。

在華人文化中有許多不合時宜的觀念，隨著民智開發，早已改變。例如：纏裹小腳的審美觀；不孝有三，無後為大的孝道觀等。現代人真的該改變「救到底也不放手」為孝道的觀念了！「愛他，就是以他的福祉為考量」卻是不變的真理。對於親人或自己到了「天命」之時，

「終享平安與尊嚴」、「無痛苦地壽終正寢」才是真正的愛或孝道！

秀丹醫師是一位德術皆備的急重症胸腔科醫師，終日在加護病房（ICU）中與病痛為伍，與死神拔河。看多了人間滄桑，世態炎涼，與生命無常。她以生動的筆調，描繪出第一手的病人、家屬經歷，構成本書的二十六個血淚故事，是一本難能可貴的「生死教育」範本，為醫護專業人員及普羅大眾，都極具啟發。

自二〇〇〇年以來，美國哥倫比亞大學醫學院的瑞塔・雪蓉醫師（Rita Sharon, MD, PhD. Columbia University）開創了「敘事醫學」（Narrative Medicine），從病人傳記、現象學、心理分析、創傷研究、美學等出發，來培養醫師關照、傾聽、訴說病人故事的能力，以感動自己並感動別人。

秀丹醫師的故事讓人們醒悟：「我們常以最殘忍的方式來對待最疼惜我們的人」，這位醫師作家用深刻的觀察描摹及捕捉了善終與善別的真諦，是所有願意學習臨終醫療者的必讀書。

人的臨終與死亡是不可逆的，無法後悔的，在這個知識爆炸的時代，我們或許無法通曉許多其他知識，但對生死教育卻是無可避免，該學習的人生大事。阿丹醫師的這本書就是讓我們內省、療傷與發聾振聵之作。

【推薦序】真愛無限，請維護無悔無憾的善終權

佛教蓮花基金會董事長、臺大醫院及恩主公醫院教授
曾任台灣安寧照顧協會理事長
陳榮基

本人有幸參與安寧緩和醫療的推動，希望扭轉國人不敢面對死亡，極力搶救到底的觀念。在眾多熱心戰友中，很感動看到三位長期在加護病房中搶救病人的領航人員，臺大醫院創傷醫學部主任柯文哲及臺大醫院金山分院院長黃勝堅，與陽明醫學大學附設醫院主任的陳秀丹，他們在數十年奮戰中，雖然挽回很多寶貴的生命，但也看到更多在他們手上接受痛苦折磨，求生不得，求死不能，最後含恨而終的病人！他們能夠撥出寶貴的時間，努力與家屬做家庭會議溝通討論，最後獲得家屬的認同，願意選擇讓親人減少痛苦，安詳往生。有時，他們在幫助病人安詳有尊嚴的逝世後，比救回生命，得到更多家屬的感恩！

他們努力推廣安寧理念，也出版了幾本很感動人的書籍。現在，陳秀丹醫師又推出她的第二本大作：《向殘酷的仁慈說再見2：給愛的人沒煩惱，被愛的人沒痛苦》，讓我再一次受到震撼。

生老病死，就像春夏秋冬的自然現象，沒有人可以改變。很多人臨終，都已經歷經過癌症或器官衰竭的長期折磨，我們還忍心在最後還要用盡現代醫療的各種「酷刑」來折磨她嗎？在還沒有現代安寧緩和醫療的措施以前，美國梅約診所的院長梅約醫師，就教導他的年輕主治醫師，最後協助一位住在八人床病房的癌末老人善終的方法：「把病人轉到單人病房，在病房內，準備一大桶冰塊，用電風扇吹；不要再拚命救治了。」

秀丹醫師告訴我們：「真愛無限，無憾就好。醫療不是萬能，因為生命有極限。人生無常，能捨才能得。」不要因為「不當醫療給付」，讓「病人有家歸不得。」作為家屬，不要認為沒有讓醫生搶救到底，是不孝，應該是要協助你的親人，勇敢面對末期疾病，讓醫療人員以安寧緩和醫療，協助病人安詳往生。

阿丹在這本書中告訴我們：「愛長輩，我們不只平常就要孝順，在長輩往生的過程中，不要讓他們受苦受難，也是同樣重要。」作為醫師，不要以為絕症病人的死亡，是醫療的失敗；未能協助病人安詳往生，才是醫療的失敗！

在無法做適當抉擇時，不妨請教醫師：「如果病人是你的親人，你會作何抉擇？搶救到底？還是，協助他安詳往生？」如果你怕屆時無法下定決心，作何選擇，請多念幾次秀丹醫師的這本好書吧！

春夏秋冬，四時運轉；我們能否「生似夏花之絢爛，死如秋葉之靜美？」活著，是最好的禮物；善終，是最美的祝福！願本書的讀者都能健康順遂，安享天年，最後都能無痛無悔，壽終正寢。

【推薦序】那股凜然之氣

監察委員　黃煌雄

在本屆監委任內，當我完成用力最深、也與民生關係最為扣緊的「全民健保總體檢」調查報告之後，為了使這份「總體檢報告」能從監察院的觀點跨出去變成為社會各界的共識，經由我所創立的台灣研究基金會和台灣大學公共衛生學院，共同舉辦三場有關第三波健保改革的系列研討會，盛況空前，更重要的是，凝聚了產官學有關無效醫療的「九四共識」。

其中於民國一〇〇年九月四日舉辦的第二場研討會主題是：「從三個經典案例（洗腎、呼吸器、葉克膜）談醫療資源分配正義」，陳秀丹醫師是主講者之一，由於她是將無效醫療轉移到安寧緩和醫療的有力推動者之一，多年來且一直在第一線醫療現場身體力行，因此儘管她的發言洋溢著專業、愛心與倫理責任感，仍然引發與會的一些呼吸器業者的不安與回應，包含偏頗與不公的指責與批判。面對此情此景，作為主辦單位之一，我不免有些擔心，但令我印象深刻的不僅僅是陳醫師有理有力的答覆，更是答覆時所展現的那股凜然之氣。

當陳醫師希望我為新書寫序時，我的腦海中便浮現出陳醫師那股凜然的畫面。這本新書所提及的二十六個現場案例，述說著人生不同的境遇，但最後都要「面對死亡」、「面對生命的告別式」，這個時候，「我們要用什麼樣的心態來面對呢？」面對這個「大哉問」，由於體認生命有其極限，醫療並非萬能，陳醫師不斷在追問：「生命的意義是什麼？醫療的本質是什麼？」

她的一貫態度是：該放手的時候就應放手；她認為生命末期的病患，不應如同〈每天被插三次鼻胃管的阿嬤〉一樣，過著有如被懲罰的日子，而是要如同日本一位老太太所說：「當我牙齒強健的時候，我可以吃硬的食物；當我牙齒比較鬆動沒力的時候，我可以吃軟的食物；當我的牙齒掉光了，我就喝流質的食物；當我吞不下去的時候，請讓我走吧！」

本書充滿著溫馨、愛心與耐心，也襯托出專業、堅持與信任感，但推動無效醫療轉移到安寧緩和醫療的旅程不可能一帆風順，本書也坦承以對，不僅曾遭遇到病患或家屬的質疑，甚至連「陳醫師，妳當班的時候，病人好像都比較不好喔？」這類冷言冷語也都脫口而出；但貫穿全書最令人感動的，還是有如九月四日那場研討會上，陳醫師所展現的那股凜然之氣。這是本書的核心精神。如果台灣有更多像安寧緩和醫療重要推手的趙可式教授，有更多像在第一線醫療現場展現凜然之氣的陳秀丹醫師，台灣一定可以早日走上世界安寧緩和醫療的大國。

【推薦序】以從十字若望對死亡之高見談起

天主教耶穌會神父、輔仁大學宗教學系榮退教授　**陸達誠**

天主教有一個聖人，名叫十字若望（西元1542－1591，西班牙籍）。他有一個「三層紗」的理論。他認為天人之間有三層「紗」，除非把它們一一掀開，天人合一無法達成。

第一層紗是「存在之紗」，這是受造物共有的紗；第二層是「人性存有之紗」，此為人本性的能力和傾向形成的紗；第三層「靈性之紗」，此紗雖輕薄，仍把天人隔開，必須將它撕破，才能達到天人合一的終極理想。

前面二層的紗靠存心養性，自我超越及昇華，使人逐一將之撕裂。但最後一層紗是什麼呢？為何要將之撕開，如何將它撕破呢？

輔大哲學研究所聶雅婷的博士論文有下面的解釋，她說：

十字若望認為這層感性之紗又薄又細，它是甜蜜美味的，不能以粗魯的方式來將它撕破。當人越嚐到它的甜蜜美味，越會想把這層紗儘快地撕破。當他到達這個境界時，他同時也準備結束此生旅程。這等人的離世與其他人不同，他是在溫和和甜蜜中，且是在愛的歡愉中過世。

靈魂清楚知道自己的純潔富有及充滿德行。他自覺站在分離點上，除了撕破這層紗外，別無所求。而當神為靈魂撕破這層紗後，靈魂得以進入神的國度中。在那兒，他得以與神面對面地同在，再也無法與神分離。（註：參《從「默觀」看東西文化交流與對話——十字若望與莊子的對談》，九五年，頁164—165）。

聶女士又說：撕破指排除障礙，非指切斷或毀壞。因愛之渴望超強，撕破的動作簡潔快速，使得愛火焚燒的靈魂渴望快速撕破，相反，切斷或破壞需要花較多的心力，遠不如撕破比喻之確當。

筆者在十五年前，曾寫過一篇名為〈快樂得想死〉的文章。文中提到有不少虔誠的基督徒，因渴望與天主持久、緊密地結合而渴望去世。他們不單「視死如歸」，並且是回到最親愛的父親的家，面見慈愛的天父和聖母。

陳秀丹醫師的新書像一座顯微鏡，把人最隱沒的思念坦露出來。每個故事後面都有怕死亡的脈絡，作者用說理和委婉的方式解除病人及其家屬對死亡的怕懼，與他們一起做好的判斷，使病人的痛苦減到最低，死亡乃可不再使人害怕。這是一本醫務工作人員及所有關心死亡問題的人必讀之書。

筆者從一位作「器官捐贈」研究生處聽到陳秀丹醫師的名字。一、二次信扎交往之後，筆者竟被邀為陳醫師新作寫個推薦序，這是我非常樂意做的事。陳醫師沒有把自己的信仰鋪襯在本書談及的個案背後，但她的佛心仁術實一覽無遺，她雖未像筆者一樣鼓吹「快樂地想死」，但她一定在推展「快樂地死」的真諦。

筆者與她「教」不同但未不相為謀，更好套用唐君毅先生的話說：「在遙遠的地方，一切虔誠終當相遇」。謝謝陳醫師寫這本好書，希望讀者深思之，且向有心人大力推介之，使善終之觀念終能在同胞間普遍落實。

【推薦序】陽光良醫，關照生死

安寧緩和醫療條例立法推動人、梵蒂崗教廷聖希爾維斯特女爵士
臺北市政府社會局局長
江綺雯

有一天，一直努力培植後進的「安寧之母」趙可式博士神采飛揚地告訴我，安寧療護又增加了一位非常優秀的醫師，她的喜悅令我興奮不已，因為台灣對安寧的需求那麼殷切，而台灣真正能接棒的青年醫師仍是鳳毛鱗爪，這是十年前的事，也是我第一次聽到陳秀丹醫師的名字。

秀丹醫師將自己獻身安寧療護的點點滴滴，撰寫了這本《向殘酷的仁慈說再見2：給愛的人沒煩惱，被愛的人沒痛苦》，並請我寫序推薦，因我並非醫護人員，很不敢當，而我欣然接受的原因是：想到每年有十幾萬面臨死亡的國人，如果因認知安寧療護的慈悲人道，而能全家圓滿完成道歉、道謝、道愛及道別的「四道人生」，讓生死兩無憾，那有多好！

這本書中的每一篇故事，秀丹醫師都置身其中，她陪伴病人走完人生，她引領家屬走出幽谷，更讓周遭的人學會因真愛而適時放下；她視病如親地杜絕了不少「無效的醫療」，緩解了

病人「痛苦的折磨」。秀丹醫師對生死的陽光態度，令人心折！

因為

她，用故事，昇華生死的真諦；

她，用醫德，雨化杏林的學子；

她，用愛，向世人推廣善終。

她，用心與淚，寫了這本人人都應該一讀的好書！

【推薦序】選擇幸福，不必受苦！

馬偕醫學院教授、馬偕醫院放射腫瘤與緩和醫學資深醫師　**賴允亮**

本書是生命故事的演義。秀丹醫師是重症病房又是胸腔專科的醫師，最熟悉各種插管與急救的技術，但她卻透過每一則在高科技醫療現場所發生血淚交織的故事，語重心長地說出內心真誠的吶喊，傳達出無論醫療科技如何發達，終無法使人長生不死。甚至，病人受盡折磨、親友悲慟欲絕。

今年九月初，美國國家科學院（NAS）醫學研究所（IOM）發表了一份報告指出，癌症醫師缺乏照顧病人的核心能力，不願告知病人有關病情的壞消息、無法與病人充分溝通，且不知道應該適時轉介安寧療護以減少病人的不舒服，致使病人無法得到最適當的醫療。

雖然是美國的報告，卻仍可以與本書所描述台灣情境相互呼應。依據監察院對於國內的調查報告指出，癌症病人接受安寧療護多集中在死亡前一個月，人數約是死亡前六個月的二十倍。這也可看出國內癌症治療的趨勢，多是在病人燃燒將盡、藥石罔效的時刻才接受安寧療護，也因著太晚轉介，而病人多受苦了。

秀丹醫師也點出現今臺灣醫療制度的浮濫，對於無效醫療並沒有良好的規範與限制，使得全民買單龐大的支出費用，健保給付的方式，也使專業執行者可以從無效又無益於病人的處置中獲得績效，而再次使更多病人經歷無所不用其極的醫療處置。她的親身經歷點出了醫療在追求高品質的同時，也應有高價值。

「效果」不等於「益處」，不論是醫療專業人員或病人家屬，都應破解這個迷思。當看著機器與管子所帶來心跳、血壓、各種檢驗數字的改變呈現「效果」時，躺在床上因插管而千瘡百孔的病人真的得到了「益處」嗎？書中提到了許多國外醫學會早已經呼籲，醫療是幫助人增進健康或減少痛苦，一旦目標達不到，醫療的正當性就隨之消失。講白了，此時的醫療就成為傷害甚至使人歹終的工具。

當現行的制度無法在無效醫療的使用上給予我們保障，我們更應該為未來做好準備，這也是現努力推行的預立醫療自主計畫（ACP）。「我希望如何被照顧」，是人人應該思考的問題、也是應具有的生命觀念。

相信本書能幫助大家重新思考醫療的真諦、醫療專業者的職份、生命的價值與意義。也期盼藉此促進醫病家屬間互信理性的對話，最終能貫徹意願以達善終。

【推薦序】人人都能善終

南華大學生死學系教授兼學術副校長　釋慧開

二年前陳秀丹醫師送給我她的大作《向殘酷的仁慈說再見》，我讀了之後，大為激賞，並且廣泛推薦給我的學生和聽眾。當末期與臨終病人及其家屬面臨生死大事的困境時，陳醫師站在醫師仁心仁術的立場，為他們指點迷津，不要無止境地陷入現代醫療的迷思與困境，有如尋聲救苦的觀世音菩薩，誠屬難得。如今陳醫師的新書《向殘酷的仁慈說再見2：給愛的人沒煩惱，被愛的人沒痛苦》即將出版，囑我寫一篇推薦序，我非常樂意為之。

在理性上，我們都能認知「生、老、病、死」一方面是生命的自然旋律與週期，另一方面同時也是生命的轉變機制，就如同大自然「春、夏、秋、冬」四時運行一般。然而，當我們不得不面對肉體生命的「極限境況」時，就連醫療科技也都束手無策時，絕大多數現代人的反應是，不斷地對抗病魔和死神，而一再地進行急救，一味地延長病人有限的肉體生命現象，直到耗盡病人的精神及體力為止。就是因為這種錯誤的認知與作為，現代人絕大多數都死得很辛苦，甚至於死得很淒慘，距離善終的理想是很遙遠的。

客觀而論，現代人與古代人相比，絕大多數都不得善終，主要原因如下：

一、對於生命及死亡有錯誤的認知，恐懼及排斥自然死亡的來臨，因而沒有善終（自然死）的心理準備。

二、大幅地拖過人生的賞味期，變成生命的延畢生，錯過可以瀟灑自然死的寶貴時機。

三、罹患重大或慢性疾病，或者惡疾纏身。

四、現代醫療科技的過度干預，嚴重地阻礙及破壞善終（自然死）的客觀情境。

因此，我極力地主張：如果已經確定親人已經面臨肉體生命的極限，應該開導及鼓勵他「千萬不要浪費僅有的精神及體力」在對抗病魔和死神上面，而要「保留精神及體力」好好地「活著」準備「往生」，不管時間長短，實實在在地「活出」自我生命的價值與意義，然後安然「往生」到個人信仰上或者心目中的歸宿。

面對親人的末期疾病與臨終，家屬最需要做的，也是病人最需要得到的，就是「陪伴」，而非一味地急救。肉體的生命有其極限，而靈性的生命是無限而永續的，當肉體的一期生命即將落幕時，正是開啟靈性生命跨越時空，進入下一期生命的關鍵時刻。如果希望病人能夠善終，在最後階段家人的親情陪伴才是當務之急，醫療措施的不當干預反而是一種嚴重的阻礙與破壞，事後往往帶給家人無盡的悔恨與遺憾。

陳秀丹醫師以一位加護病房醫師的身分與立場，並且以其臨床經驗的所見所聞現身說法，有如觀世音菩薩的甘露法水。然而，目前在一般社會大眾的認知以及醫療的場域仍然瀰漫著「殘酷的仁慈」，要改善甚至於扭轉這樣的情境，我們還有很長的路要走。希望各位讀者，能夠將陳秀丹醫師所宣揚的善終理念，從自己的周遭開始推廣出去，讓「人人都能善終」的理想早日實現。

【推薦序】莫讓生死兩不安，但願早點認識阿丹醫師

立法委員　田秋堇

我常想，如果早點認識阿丹醫師，我父親是不是就可以少受許多痛苦。

在戒嚴時期白色恐怖時代，可以昂然面對威權國家機器的父親，在眾人噤聲之際，為了拯救良心犯，義無反顧的他，一向威武不能屈。我從沒想到，有一天他會倒下來。剛開始，他的手不自主顫抖，不能再握筆為文投書。過去不需人協助就能輕易倒立的他，慢慢地，行走不便。精通德文、拉丁文、英文、日文、中文的他，慢慢地，看書無法理解其中文意。

他開始坐輪椅，無法自理生活，需要看護照顧。他不斷進出醫院，有一天他對我說，他不要再住院。我問他為什麼，他面有難色的說，上回住院之後他開始要穿紙尿褲。我感到心酸不忍，但還是撒嬌的對他說，不行啊，有病還是要住院啊，不然媽媽會擔心啊……。

當時我以為，最壞的情況不過如此。但爸爸住院後總還是會回來，也還會和我聊天，甚至談談他年輕時候看過的書。總還是，我一向認得的爸爸。直到有一天，媽媽驚慌來電，說爸爸因肺部纖維化無法呼吸，我從宜蘭火速趕往台北，趕到醫院，醫生已為他插管。我握住他的手，淚流滿面，問他痛不痛，他極輕微的點點頭。如果那時，我認識阿丹醫師就好了。

沒有人告訴我們，我的父親正在慢慢一去不復返。我們總以為，現代醫術可以「醫治」他，以為一切都還有挽救的餘地。或許當時的醫師講得太婉轉，譬如，插管過了些時日，父親的嘴巴由於無法閉合，口腔黏膜開始潰瘍，醫生說必須氣切，最重要的，他告訴母親，氣切後無法言語，但如果把喉頭的洞塞住，父親還是可以再說話。

這句話給我們無比的希望，以為父親終有一日可以再和我們談話，以為可以再聽到從小聽到大的父親的聲音。沒想到，這成為一個殘忍的開始。

我請教過所有朋友，家人只要有氣切過的，沒有一個不後悔。我下定決心告訴母親不要氣切時，沒想到由於手術室有空缺，父親被提早一天推進去氣切。從此展開了一個令我想都想不到的、漫長的、折磨的道別。

剛開始，醫院按照健保局規定，要訓練父親「自主呼吸」，塞住喉嚨氣切孔，父親當然無法呼吸。「訓練」後父親滿臉脹紅、雙眼翻白、滿身大汗，母親驚慌莫名，不知發生何事，知情後當然十分憤怒。醫院告知，訓練失敗，證明無法自主呼吸，父親以後的治療才能申請健保給付。

這是我第一次感到這個制度，令人不寒而慄之處。也是我第一次徹底了解，父親永遠不可能再和我們說話了。躺在病床上的父親，剛開始還可以舉起手來搔癢，後來連手也舉不起來了。由於氣切，哪裡癢也無法說，只能扭動身子，旁邊的人看得心急，問也問不出所以然，只能不斷撫摸他的身體，但他還是癢。他的各種器官功能日漸衰壞，他是醫生，想著他清醒的看著自己的身體一寸一寸的死去，我覺得十分殘忍。

到後來，他只剩下眼睛可以動，問他要聽莫札特，沒反應，聽貝多芬好嗎？眨一下眼，表示好。到後來，連眼睛也不眨了。父親三十六歲才生我，第一個孩子，母親常說，他疼我，有如日本諺語「放進眼睛都不覺得痛」。到後來，我到他床邊喚他，他也沒反應了。

我覺得，好像回到燈火闃黑的老家，站在門外不斷拍打，總覺裡面有人，卻無人回應，又不敢離開，只能一次又一次拍打那扇你曾經熟悉的大門……。後來母親告訴我，黃昭堂博士來看父親時，父親竟然流下眼淚。

闃黑的老家裡面真的有人！有人，為何我拍門，卻不回應？我感覺自己好像被拋棄。他在黑暗中，連回應我的力氣也沒有。還要日夜不斷承受各種插管、抽痰的痛苦，讓我萬分心碎。如果我早一點認識阿丹醫師就好了。

母親後來跟我說，千萬不要給她氣切，我只能往好的想，父親用他的受苦為我們大家上了寶貴的一堂課。至少，母親和我們都不會承受他所遭受的痛苦。父親火化後，骨頭呈現斑駁的粉紅色和淺綠色，撿骨師說他吃了太多的藥。他生前經歷的那些無效醫療，甚至深達他的骨頭。

父親的經歷，使我在立法院積極修訂「安寧緩和醫療條例」，期盼能盡量減少無效醫療，建立一個生死兩相安的制度。但願我們的國家，切莫耗費了鉅額健保資源，還導致死者生前受盡苦楚，生者一生輾轉難安。

【推薦序】能捨能得的人生路途

主婦聯盟環境保護基金會董事長　陳曼麗

人生無常，常常在還沒有準備好時，就要說再見。即使已經有心理準備，但在生命尾聲，總覺得做得不夠，還有尚未圓滿之處。人生，無法盡善盡美，只能盡力而已。每個人要面對的功課不同，所能釋放的元素也不盡相同。即使是同一家人，功課還是要自己做，自己承擔。

有些時候，要說再見，不是在生命的盡頭，而是在生命途中的轉彎處，跟朋友說再見，跟愛人說再見。相聚是緣分，分手是必然，能捨能得，讓自己的生命所不能承受的重擔，可以讓自己放下。放下，不是永不再相見，而是讓自己來做自己的功課。把自己的人生延展的比較順暢，盡量減少別人的負擔。而在自己能負擔的情況下，願意承諾負擔是一種幸福感，這種負擔就不會是痛苦，而是一種歡喜。如是歡喜，應該抱怨委屈會減少吧！

讀到陳秀丹醫師《向殘酷的仁慈說再見2：給愛的人沒煩惱，被愛的人沒痛苦》一書，以人生見聞，開闊的視野，分享故事，深層思索，讓人增加修練的智慧，人生大不同，卻有些影子是存在在周遭的包容，心心相惜！

【推薦序】不要無效維生醫療、只要有效舒適

中山附設醫院安寧病房主任　周希誠

阿丹醫師是我優秀的小學妹，她在繁忙的臨床工作中，很難得的透過細膩文筆，讓我們能跟她一起，遇見各種各樣的人生，看見一個人、一對夫妻、一個家庭……的生命各種樣貌，最重要的，阿丹醫師也帶著我們，對當今的醫療做深刻的省思。

阿丹醫師這本書，將醫療帶回最基本、最重要的「人性照護」——全面考量、尊重病患生命、存在意義；也考慮醫療本質─減少無效醫療、只需有效醫療。這種醫療讓醫病雙方，共同學習「接納」——接納生命以及醫療的有限，並思考在有限的生命之中，激盪出人性無限關懷的潛力。

印度詩人泰戈爾說：「如果愛這個世界，和離開這個世界一樣真實，那麼生命中的相逢與分離，也一定有其意義。」這樣的意義，要經過一些智慧，一段時間沉澱、思索與煎熬後，才開始思考；也需經過反覆於抉擇、矛盾間的不斷拉扯與心痛之後，才能體會。

阿丹醫師透過這本書，揭示安寧緩和醫療照護的兩個重點：「不給無效維生醫療」以及

「給予有效舒適醫療」，讓我們瞭解生命末期的醫療與意義。就如作家Richmond所說：「在時間的大限前，請善用時間」（Take time before time takes you），透過這種理念的醫療，才能讓末期病人以及家屬，有機會更積極、有效率，更加把握時間，平安的走完最後一程，確保「生死兩無憾」，完成「生死兩相安」。

【推薦序】安寧緩和治療的最終目的：死得好、更要好好得活！

中國醫藥大學附設醫院內科加護病房主任　程味兒

認識阿丹醫師二十年了。從看見她的第一眼就能感受到她質樸善良的性情，不虛偽、不做假、凡事感恩，工作上更是任勞任怨的沒話說。看著這樣的她，常常為她心疼。現在雖然對她做的事充滿欽佩之情，但是還是為她心疼，因為我深刻了解推廣「安寧緩和醫療」這條路走來有多不容易。

以前在台北榮總最怕冬天！這時節榮民老伯伯常因心肺等慢性病惡化而住院。一到夜晚，總有呼叫急救的廣播！加護病房不夠用，呼吸器也不夠用！雖然衛生署及健保局從西元二〇〇〇年起推行呼吸器四級照護系統，解決了加護病房一床難求的窘境，卻製造了慢性醫療資源膨脹，增加無效的醫療支出！根據統計，慢性呼吸照護病人中有百分之七十至八十是神智不清、毫無生活品質可言的。造成這樣醫療及病人「雙輸」的情況，民情及制度是主要問題！

在現代社會裡，孝道的實踐，雖然比不上傳統社會，但是觀念還是深植人心。大部分的人都怕被背負不孝的罪名，所以有從來不分擔照顧長輩生活起居的子孫，只有在長輩住院時才出現，而且反對安寧治療最激烈的，往往也是他們！另一方面，平日就很孝順的子孫，或者是無法面對現實、或者是心理上沒有準備好捨不得放手，也或者是無法承受來自其他親友指責的壓力，便一味的要求無效的醫療，苦了自己，更苦了病人。

曾經我跟一個大腦出血、甦醒機會極為渺茫的病人家屬談及安寧緩和治療時，家屬當場透露出防備、不信任的眼神；事後詢問護士我是不是外國醫師，才會如此冷血！跟阿丹醫師內文提及的〈嗜血蒼蠅〉一文遭遇類似。

我們的國家到現在還沒有適當立法，支持及保護第一線的醫護人員；健保的給付浪費在無效醫療上；衛生主管單位常以推諉責任方式處理民眾投訴等等，都造成醫病關係惡化，更浪費了寶貴的醫療資源。安寧緩和醫療還有很長很難的路要走。但是阿丹醫師就這麼不怕困難、傻傻的當起了開路先鋒。這本書除了繼續闡述適前一本書裡所提到適時放手與善終的觀念外，還有藉由病人的真實故事，鼓勵大家正面思考生命的意義、及感恩惜福。只要活著，就盡力學習讓自己更快樂，或去幫助比自己更弱勢的人。我想這才是安靈緩和治療的最終目的：死得好、更要好好得活！本書除了推薦給一般民眾外，也推薦給醫學生、住院醫師或是主治醫師，可以從中學習到與病人、家屬溝通安寧緩和治療的技巧，也可作為自身陷入迷惑困境時的借鏡。

【推薦序】臨床醫師都需看的一本書

門諾醫院暨相關事業機構總執行長　**黃勝雄**

因著社會的進步，臨床醫師也分成了許多的專科和次專科來照顧病人的需要。他們執業懸壺濟世的過程中，總會經歷到無法治療的病症！有些醫師就轉介給別科的醫師去照顧處理，不知道怎麼再面對這種末期的病人。因為自己無法應付而想逃避！這一本書一定會帶給你許多的幫助！

《向殘酷的仁慈說再見2：給愛的人沒煩惱，被愛的人沒痛苦》是陳秀丹醫師的第二本書。我讀著這本書就像看到陳醫師一樣的親切，那麼充滿本土口味的「和藹」和「關懷」。她所寫的每一個故事，都好像是自己執業中曾經看過的經驗。只是那時還沒這本書當參考。而每次遇見都想逃避或隔離自己，常以時間不夠為藉口而抽離，自私地保護自己。因此我特別敬佩陳醫師能日以繼夜又那麼敬業地接受其他臨床醫師丟給她的「垃圾」！但她卻把它們變成黃金那樣地貴重！

這些經驗，她都歷歷如繪地紀錄在這本書上，我讀完後受益良多，希望每位醫師都能看到這本書。

【推薦序】安寧推手

台灣安寧緩和護理學會理事長　蘇逸玲

在台灣談安寧，大家第一個映入腦海的影像，敬稱「安寧之母」的趙可式老師實當之無愧。當安寧病房先後在一所所醫院成立後，有更多的醫師、護理師、社工師、心理師、志工……等，如泉湧般加入了這個守護末期病人的安寧醫護專業團隊。其間陳秀丹醫師的名字漸漸為大家所熟悉，尤其是當你看過她寫的《向殘酷的仁慈說再見》後，印象將更為深刻。

對身為臨床護理工作多年的我來說，「愛滋」與「安寧」幾乎是我護理後二十年的臨床工作重點，也成為我即將退休後的終身職志，而陳醫師所撰寫的篇篇床邊案例，皆是我數十年來耳熟能詳的臨床實際體驗。

如果當醫療無法再增進病人的健康，如果當醫療無法再減輕病人的痛苦，如果診斷已被確認為瀕死的末期病人，請問醫療還能為他做什麼？是付出驚人的痛苦代價換取他的最後一口氣嗎？是明知不可為而為的只為讓親人見最後一面而誓死救到底嗎？請問這是所謂的「善終」嗎？如果醫療救回來的是一個植物人，醫療對病人而言已屬失效。對從未被插過管子的人而言，很難體會那種分分秒秒的痛苦感覺，但我們卻以為那是愛，實際上對病人卻是嚴重的傷害，並往往成為安詳往生的障礙，如果真愛他，我們又該怎麼做呢？

如今陳醫師即將出版《向殘酷的仁慈說再見》第二集，她再次集結點點滴滴的真實案例，深入探討病人在面對死亡的過程中，由於家屬沒有設身處地站在病人的立場去設想，沒有聆聽病人心中的吶喊與期盼，導致不當的醫療而嚴重傷害到病人，成為病人臨死前的折磨。陳醫師在書中也提及，如果事前醫護人員多與家屬溝通，相信病人生命的最後一些日子絕對不是以痛苦做為終結。陳醫師不斷叮嚀我們應當機立斷，語帶祥和，最終目的就是不希望家屬日後有無盡的悔恨。唯有在醫療的前提下，向家屬解說病情，透過溝通讓家屬明白實際的狀況，分析利害得失才不至於讓病人白白受罪，不得善終。

陳醫師提醒我們，醫療的本質是行善，法律必須保障醫師可以拒絕無效醫療而不會受到汙辱與謾罵，面對臨終病人，讓我們培養人道精神，而逃避死亡則讓我們喪失學習如何「善終」之絕佳機會。陳醫師在務實的臨床經驗中　不僅懂得權巧方便，觀機逗教，尤其善於運用譬喻、問答等方式，讓家屬容易明白。天地化育眾生，生命有極限，醫療也有極限，既要善生，也要善終，何不讓已瀕臨末期的病人安詳往生。　醫療治癒疾病的能力，不代表具備凌駕死亡的權力，讓我們以「被愛的人無痛苦，給愛的人無煩惱」的心量，投射到周遭有緣的病友，並向這位安寧推手陳秀丹醫師表達無上的敬意。

【推薦序】用心溝通、醫病協力、病人善終

三軍總醫院家庭醫學科主治醫師、法學博士
中華民國與台灣醫事法學會理事
王志嘉

生老病死，是人生的必經道路，人類對於死亡的不可逆與不確定性，向來存在著恐懼感。在華人（東方）社會，對於死亡議題，似乎又更為避諱，加上有句諺語「好死不如歹活」，以至於病人與家屬間、醫師與病人間，要談論死亡與善終議題，在過去似乎是一種奢望。

然而，由於醫療科技的進展，心肺復甦術、葉克膜（葉醫師）等維生醫療的發明，人變成不容易死亡，是否所有人都有必要施救無生命徵象的那一刻為止，醫學界出現了反思的聲音，安寧緩和醫療、重症安寧的興起、對於無效醫療的探討、以及對於心肺復甦術與葉克膜使用必要性的檢討，反應醫界的自省之聲。就民眾而言，病人醫療自主權的興起，對於生命價值與生活品質的重視，也開始關注自然死與善終的議題。

對於自然死與善終的議題，最困難的地方在於「醫療的不確定性」。醫師必須有其專業素養，並透過其專業判斷，評估治癒的可能性與可行性，然後與病人仔細溝通，醫病協力尋求共

識，共同做出決定，以利病人的善終。本書作者陳秀丹醫師，恰如其分的扮演好此角色，其用「心」之深，殊為難得。

從陳醫師的書，可以明白看出，她對於重症病人的病情在客觀評估後，能夠適時且同理的告知病人與家屬，一方面不會給病人與家屬過度的期望避免誤判，一方面又能適時提供病人與家屬必要的心理支持，協助他們度過難關。在醫病互動的過程，用「心」溝通，展現醫療專業，尊重病人自主權，是一位值得的尊敬的良醫。

在醫學界，要勸病人積極進行醫療行為，包括無效的醫療等，是非常容易的一件事，通常不用花太多時間溝通，省時又快速；然而要告知病人詳情，權衡利弊，告訴病人何時該放手，對於醫、病、與家屬之間都是一大挑戰，不論是採用傾聽、陪伴、或是溝通等方式，都要用心，都要花時間，對於忙碌的醫師，若不具有以醫學人文為本、以人性尊嚴為本，以及堅持自然死與善終的信念，其實是很難做的到，欣見此書的問市，相信對於自然死與善終議題的推廣更添動力。自然死與善終的議題，兼具科學與藝術，兼具醫療專業與人文關懷、兼具醫師專業與病人自主，雖然已露出一線曙光，但還有種種難關，相信在醫、病雙方的共同努力下，開花結果必是指日可待的。

【推薦序】安寧緩和醫療保有善終

衛生福利部醫事司長　李偉強

為尊重末期病人之醫療意願及保障其權益，以避免造成臨終末期病患之雙重弱勢處境，現行住院重症病危之病患，且已進入末期狀態者，衛生福利部中央健康保險署已自一〇一年十二月一日起新增「緩和醫療家庭諮詢費」納入健保給付，諮詢參與人員包括主治醫療團隊、病患或病患家屬，以鼓勵醫院積極推動臨終安寧緩和醫療，減少死亡前之不當醫療利用。

我國的安寧緩和醫療發展至今已逾二十載，在政府與民間機構大力推動下，納入安寧緩和療護服務的醫療院所逐漸增加，民眾的接受度亦較過去普及。目前政府積極推動民眾可以先在意識清楚的時候先行思考是否要預立安寧緩和醫療暨維生醫療抉擇意願，不僅讓家人清楚病人自己想法，同時也免除家屬最後幫病人抉擇的困境。

感謝陳秀丹醫師分享臨床真實案例，透過生動故事，讓社會大眾均明白易懂，有助於推廣安寧緩和醫療之觀念。

【推薦序】敢言敢當的勇氣與魄力

新北市建築師公會理事長　**蔡仁捷**

同為「四師」的成員，因其專業領域及服務對象不同，各有不同的養成教育及執業環境與特性。但均需在現有的法令規章制度下運作，在整個社會倫理觀念崩解及社會價值觀急遽改變下，真是人人有本豐富的經典，大家都充滿了對未來正面的願景與力量。

去年拜讀陳醫師的《向殘酷的仁慈說再見》大作，了解到醫界執業環境豐富內涵的甘苦，感動其仁心仁術的高超醫德，更佩服其敢言敢當的勇氣與魄力。

在陳醫師用心著作中特其親身經歷的二十六個案例，分別以「真愛無限」，「生命有極限」，「能捨才能得」等三章節呈現在每個不同生命歷程中、因人而異的不同面貌及結局，並提出發人省思的心得，值得大家日常生活中時時遵行的座右銘。

希望在陳醫師的大聲呼籲下，台灣的醫療體系能早日建立與歐美同步以人道為本的先進制度。政府、醫院及民眾能深刻省思並付諸行動；珍貴的醫療資源應當用在幫助病人及預防疾病，無效的醫療應該停止給付，才能杜絕不必要的醫療行為，為世人稱羨的台灣健保才能永續經營。

【推薦序】人生旅途上擁有善終的結局

曹祖明建築事務所建築師 **曹祖明**

去年「新北市建築師公會」成立讀書會，介紹各個領域的好書給會員，其中一書《向殘酷的仁慈說再見》邀請了作者蒞臨演講，深為陳秀丹醫師的人道精神及善終理念所感動。身為台北榮總一〇三俱樂部（胃癌病友會）會長，深知重症病人及家屬的惶恐、焦慮及尋求協助的渴望，看了這本書，相信對面臨重症或末期病患的家屬在病患做急救等治療時，會有更正確的決定。

現在陳醫師出版續集，有更多的案例提供大家收取經驗，對讀者一定有更多的體悟與受益。祝福所有看到本書的有緣人及周遭的親友，日後在人生旅途上都有個善終的結局。

【推薦序】對社會大眾提供非常好的生命教育

國立陽明大學附設醫院院長 羅世薰

一九九三年起，台灣已進入高齡化社會，二〇一一年的老化程度則已排名世界第四十八名。依照預估，二〇二五年時，台灣將成為超高齡社會。敏銳的人早已嗅出商機，相關銀髮產業正如雨後春筍般爭相冒出頭來。然而，老化之後無可避免的就是死亡，而我們是否能以同等的關注，對待這個人生的大課題呢？

「生死學大師」伊莉莎白・庫伯樂在《天使走過人間》一書中說：「通過了人生的考試，完成了我們在人間的學業，我們就可以畢業，脫離禁錮靈魂的肉身，如同一隻蝴蝶脫離繭。時機成熟時，我們就會飛昇而去，擺脫病痛、恐懼和人生一切的煩惱。」對病患本身來說，若能在面臨死亡時，建立起這樣正面而豁達的心態，在臨終時便能掌握主控權，決定自己的最後一段路要如何善終。

對陪伴的家屬來說，簡媜說得好「關鍵時刻，應該替父母做一個好決定，還是優先照顧自己的感受做下決定？還是被輿論牽著鼻子，做出他們想要的決定？」一語道破多數子女在面臨父母重病臨終前，不願也不敢背負「不孝」、「遺棄」等罪名，硬是痛苦的與死神拔河，加諸許多無謂又痛苦的醫療在父母身上。

對於在第一線辛苦的照顧病的醫師來說，《死亡的臉》一書的作者許爾文・努蘭諄諄教誨年輕醫師，要以醫者自許，而不是疾病的征服者，如果病患漸漸不被視為一個活生生的個體，而是一個複雜且充滿挑戰的案例，為了病患渺茫的一線生機和自己的成就感，做了太多無謂的醫療，反而會加重患者臨終的痛苦，讓他們不能平靜而有尊嚴的走完人生最後一場宴會。

非常感佩作者陳秀丹醫師，她是我們醫院呼吸治療科醫師，平日積極地推動安寧緩和醫療。在極度忙碌的工作中，記錄下她親身經歷的臨床案例，不著痕跡地闡述了對真愛的表達、親情的真諦、生命的價值等課題的答案。不但對病患、家屬、醫師，提供了極深的省思，也對我們的社會大眾做了非常好的教育。

（推薦序係依交稿先後順序排列）

【具名推薦】

政治評論者 胡忠信
人間福報發行人 釋心定
常春藤解析英語雜誌社社長 賴世雄
台灣安寧照顧基金會董事長 林建德
台北榮民總醫院胸腔部主任 李毓芹
中華民國重症醫學會祕書長 尹彙文
臺大醫院醫學系教授 邱泰源
中國醫藥大學附設醫院乳房醫學中心顧問醫師 王惠暢

【作者序】

人生最大的承擔是回歸愛的本質，做該做的事

感謝上天，透過我的第一本書《向殘酷的仁慈說再見——一位加護病房醫師的善終宣言》，讓我認識許多原本不認識的國內外朋友、團體和陌生的地方，這些人、事、地、物豐富了我的生命，也讓我更加領悟到身為一位醫師的神聖使命。

雖然安寧緩和醫療條例今年已經再次修訂，但放眼台灣的慢性呼吸照護病房，生命末期無意識的患者，經由這個合法機制撤除維生醫療的案例實在不多；還有許多的醫護人員不清楚新修訂的安寧緩和醫療條例，也仍有許多臨終的患者在急性病房裏接受無效益的醫療，徒增痛苦，不僅浪費醫療資源，更讓有良心的家屬心痛、悔恨一輩子。

生命雖然有極限，真愛卻能永流傳。醫療的本質是行善，人生成長的過程是不斷的學習——學習如何在大自然中與萬物共存、如何在不斷的取捨中，讓有限的生命活出最大的價值。平日要注重身體保養，也要認老、服老，才能老的身心安適，品味生活樂趣；醫療工作者更要知道病人老化的過程。愛是一切的根源，有愛的醫護人員，懂得積極搶救病人，也懂得適時放

手；真正孝順的人，平時就知道反哺，會站在長輩的立場來考量，而不會只為了滿足自己「父母還在」的假象，或繼續坐享父母的月退俸、保險金，使生命末期的父母處在求生不得、求死不能的人間煉獄，過著僅存呼吸、心跳、被迫灌食的「生物式生命」。

台灣目前有許多無效益的醫療是應家屬要求下的產物，因為醫師怕被家屬無理糾纏、提告，以致不敢做對的醫療行為，這是台灣的恥辱，也是全民的悲哀。病情告知是醫病關係很重要的起點，真相必須讓病人清楚知道，醫療決策也必須由病人抉擇，不能任由家屬凌駕在病人與醫療專業之上。

期盼有良善的法律可以保護醫療的專業判斷與執行、嚴懲醫療暴力事件，讓醫護人員在執行正當的醫療行為時，可以免除不必要的壓力與痛苦，這樣才能避免做出違背醫療倫理、不符合病人最大福祉的「殘酷醫療」。

醫療資源有限，國家更應重視預防保健、宣導健康的生活態度與行為；健保給付要合理，杜絕糟踏生命尊嚴的無效益醫療。生命必須是真實的，喜樂的活，尊嚴的死，死的恰恰好，不會太早，也不會太晚，這才是圓滿的人生。

真正的愛是無私的、是喜悅的，給愛的人沒有煩惱，被愛的人沒有痛苦。放下心中的疑惑，回歸事物的本質，將會發現原來我們追尋的這份愛，無處不在；而人生最大的承擔就是回歸愛的本質，做該做的事。

感謝我的家人（尤其是三姊秀琴）、工作夥伴、三采文化、提供攝影作品的好友蔡素月小姐、為我寫序、推薦的先進，以及用各種形式支持善終的良師益友們，藉由序文致上我由衷的謝意，是您們讓善終的理念更加普及、深植人心。

秀丹　二〇一三年十二月　於宜蘭

第一章

真愛無限，無憾就好

第二章

醫療不是萬能，因為生命有極限

第三章

人生無常，能捨才能得

第四章

不當醫療給付，病人有家歸不得

第一章

真愛無限，無憾就好

要家人準備西裝和手電筒的老爺爺

我們不要「愛在心裡口難開」，因為世事多變，我們要珍惜每一次的相聚，和善的待人，並且勇於表達心中的愛與感謝。

阿祥伯是一個為人剛正不阿、德高望重的士紳，地方上有紛爭通常會請他協助排解，在家中更是權力的核心，他有三個兒子和三個女兒，孩子們都很孝順，對阿祥伯說的話也是言聽計從，像他這樣有錢又有權、家庭和樂的長者，真是世間有福人。

阿祥伯因為抽菸的關係，罹患了慢性阻塞性肺疾病，晚年情況愈加嚴重，常常因為天氣變冷，痰增多就誘發氣喘發作而送醫，曾經有被插上氣管內管的痛苦經驗，所以他常叮嚀孩子們：「我不要再插管了！你們都要聽我的哦！千萬不要再讓我痛苦！」

他也告訴我：「電視廣告說：『肝若好，人生是彩色的，肝若不好，人生是黑白的。』這插管不只是人生黑白，而是人生黑暗，比死還痛苦！」可見阿祥伯有多麼厭惡被插管。

曾做過胃鏡檢查的人可能可以體會，當管子經過喉嚨的那種令人作嘔，不能講話，想吐又不能吐出的不適，即使只有幾分鐘，也讓人永生難忘，恨不得馬上抽出，而插上氣管內管就更不舒服了，時間更是長，有的人是幾天，有的是幾個月甚至是幾年，不能言語、不能吃東西，那真的是生不如死。

阿祥伯和兒子們的住家只隔著一條馬路，在過去的兩年，他們都會輪流看護，照顧得無微不至，媳婦們也都很盡心幫忙，飲食調配得宜，還時時關切要他記得戴上氧氣罩，加上阿祥伯天性樂觀開朗，所以即便他有一個功能很差的肺，卻還能存活著，而且生活品質也不算太差；但畢竟是血肉之軀，終究還是敵不過歲月與病魔的摧殘。近年來情況很差了，身體老化以及長期使用類固醇，阿祥伯的皮膚變得很脆弱，稍微碰撞就瘀青或掉了一層皮，一動就喘，他對這樣的生活形態很不滿意。

阿祥伯感嘆的說：「以前身體好的時候，我都可以到處亂跑，想要去哪，就去哪，想要吃什麼就能吃什麼，現在的我整天就只能待在家，使用氧氣罩。稍微動一下就喘，連洗澡都要勞煩子孫幫我洗，總覺得對他們有那麼一點點的虧欠。」真是一位很會為人著想、體貼的老伯伯。

又有一次阿祥伯呼吸衰竭情況緊急，他禁不起子女的苦苦哀求、遊說，於是勉強的接受了第二次插管，事後他覺得插管太痛苦了，他再也無法忍受這種苦不堪言的折磨，所以在他要出院時就強調：「插管實在是有夠艱苦的，以後無論如何都不可以再讓我插管了哦！我也不要再住加護病房，那裡又冷又吵，我才不要死在那裡。」這是阿祥伯最後一次的住院，他很害怕死在醫院裡，他希望能在自己的家中往生，用一種很安詳自在的方式離開人間。

「阿祥伯您放心，只要我還是您的醫師，我一定會捍衛您最後的權益。」以阿祥伯八十三歲的高齡，衰老的身軀實在禁不起再一次的急救插管，因為心肺功能實在太差了，極有可能一插管就得長期使用呼吸器，直到死亡為止，簡直就是死前的酷刑，所以我非常支持他的主張。他是一位正直善良的人，對地方有諸多的貢獻，人生的最後一程，當然也要走得順遂體面。我也和阿祥伯及家屬們都當面講好了，出院後頂多就是來門診拿藥就好，不要再來住院、不要插管、更不要急救。

在大年初四的那一天，輪到大媳婦阿英的照顧，傍晚她看到阿祥伯的精神狀況還不錯，就主動陪著阿祥伯聊天，沒想到他竟然說：「阿英啊！妳明天來看我的時候，記得幫我拿西裝和手電筒來哦！就是放在老厝大衣櫃的那一套灰色西裝，要幫我拿過來，還要帶一支手電筒哦！」阿祥伯說得這麼仔細，阿英卻聽得一頭霧水。她要回家時，阿祥伯又慎重的再叮嚀一次，請媳婦不要忘了。

阿英雖然滿腦子的疑惑，但還是承諾的說：「好啦！阿爸，我明天早上一定會幫您拿來，您放心啦！」

隔天一大早，媳婦阿英要送早餐給阿祥伯吃時，還特地遵照他的指示帶了那套西裝和手電筒，沒想到阿祥伯已經躺在自己的床上，很安詳的往生了，從身體僵硬的程度，研判至少已經死亡數個小時了。這時媳婦才突然恍然大悟，原來公公是預知自己就要過世了，阿英說：「公公一定是知道自己就要過世了，希望死的時候能夠體面一點，所以才要我幫他拿西裝，擔心通往黃泉的路上黑漆漆，才要帶手電筒來照亮。」

阿英回憶說：「我公公突然叫我拿這兩樣完全不搭軋的東西，又不是要參加什麼重大的節慶，為什麼要我帶西裝來，更奇怪的是還要帶手電筒！這麼怪裡怪氣的，我還一度以為向來頭腦清晰的他，是不是突然老番癲了。」

阿英很感性的告訴我，阿祥伯勤勞又善於理財，個性和藹可親，也沒讓兒孫們吃什麼苦，他對媳婦們也非常的好，每次兒子們和媳婦們有不愉快時，他總會站在媳婦這一邊，護著她們、幫她們撐腰，要兒子們體諒做「查某人」的辛苦，因此這三位媳婦對公公都充滿感恩。

她非常懊惱自己的後知後覺：「如果我早知道他是在預告他即將往生，我一定會多陪他聊聊，告訴他，這麼多年來我對他的感激，感謝他的仁慈與寬宏大量，我也會叫所有的家人都來陪伴他。」

來不及說出的感謝，的確會令人感到遺憾。**我們不要「愛在心裡口難開」，因為世事多變，我們要珍惜每一次的相聚，和善的待人，並且勇於表達心中的愛與感謝**。看到他的大媳婦這麼的懊悔，實在有點不捨，我安慰她說：「你們平常都很孝順，我相信阿祥伯一定知道你們的心意，妳看他走得這麼安詳，這是很有福報的，妳就不要再懊惱了，我們一起祝福他。」

有越來越多的證據顯示，很多臨終的人，會有特別的感受，像是看到了天使、神佛、看到了已經往生的家人、朋友，這就是「臨死覺知」。有些人往生前精神會突然變好，也有人說這是「回光返照」。也就是臨終的人彷彿知道自己就要辭世，會講一些很不一樣的話。我的姨婆去世的前一晚精神特別的好，很開心的比手畫腳自言自語，阿姨覺得很奇怪，以為姨婆是神智錯亂了，就拉了姨婆的手臂說：「阿母啊！妳是在做什麼？」

婇婆說：「啊！妳沒看到我正在和妳的阿嬤、雲阿姑、齡阿伯、阿海伯講話？」阿姨覺得很奇怪，因為這些長輩和鄰居都已經過世好多年了，怎麼可能來家裏聊天？但阿姨也不想打斷姨婆的好興致，只是陪在旁邊聽她的對話，直到姨婆送走那些我們看不見的親友，姨婆才一如往常的就寢。清晨阿姨要上洗手間時，才發現姨婆已經往生了。

阿姨說：「阮阿母雖然八十一歲了，但前一晚精神這麼好，我實在沒有想到她就要走了，有些話想要對她說，卻沒有說出口，現在要說也來不及了。」

在醫院也有很多類似的情形，例如我的一位老病人，她是一位很可愛的老奶奶，往生的前幾天她就經常的揮手，護理人員問她有什麼事嗎？她說：「阮尪已經死好多年了，這兩天老是來拉我，要我跟他走，我才不要哩，我是在打他、趕他走啦，不是在招你們過來啦！」

時間總是不停的轉動，世事總是不可預知，而生活中的各種突發狀況也總是層出不窮，**生與死的距離有多遠？呼吸之間而已，有些事真的必須趕快做，否則**

時間不等人。照顧末期病人，如果遇到病人出現臨死覺知的現象時，請不要說：「你亂講、胡說八道」這一類的話，因為臨終者知道他就要離開人世了，現在不說以後就沒有機會了，此時最希望的是有親愛的家人及他所關心的人來陪伴與傾聽，一起克服臨終時的不安與恐懼。家人在此重要時刻表達對臨終者的感激與關愛，對臨終者來說比什麼都重要，人生也會因此而更加圓滿無憾。

所以請用同理心順著他的話和他溝通，例如病人看到了已故的親朋好友來看他，我們可以試著問他：「他們有跟你說什麼嗎？是希望你和他們一起走嗎？你有什麼想要做的事嗎？」或是「你這一生有什麼遺憾的事嗎？有希望我們能夠幫忙的嗎？」、「您會害怕嗎？」或者可以問他後事是否交代好了，財產分配好了嗎？感情交代了嗎？有想要向誰道別、道歉、道感謝的，我們都可以趁著他意識還清醒可以講話的時候，就讓他交代清楚。

如果我們可以善用臨死覺知所透露的訊息，我們就可以爭取多一點的時間，為即將往生的家人做更好的準備，讓他走得更安詳，如此在伴隨死亡的感傷裡，將會多一些感動，少一些悔恨。

嗜血蒼蠅

透過近距離的觀察死亡，
我們才可以知道平常要怎麼樣的活，
才可以死得剛剛好，不會太早，也不會太晚。

有一位老奶奶自從一年多前中風之後，就因為反覆肺炎、泌尿道感染而密集的住院，其中有兩次呼吸衰竭住進加護病房，還被插上氣管內管。當我的電腦上出現這位病人的名字時，我的腦海馬上浮現兩位鮮明的人物，那就是老奶奶的兩位孫女。印象中她的孫女無論如何總是主張要急救到底，我曾經在加護病房試著和她們溝通過好幾次，但她們的主張始終不變，所以當這位老奶奶再度出現在我的病人名單時，我不禁在心裡長嘆了一口氣，也告訴我的住院醫師說：「這個老病人很辛苦！」

這次老奶奶住進一般病房，幾個月不見，她的身體比上次住加護病房時明顯僵硬許多，她的大孫女問：「醫生！我奶奶現在的情況怎麼樣？」

「這樣的老奶奶，情況只會一天比一天差，不會一天比一天好，因為我們人的血管，從一出生就隨著我們的年齡一起長大、一起變老，頭腦的血管、心臟的血管、四肢的血管、乃至於肚子裡腸道內的血管，都是一樣跟著長大，也一起衰老退化。頭腦的血管會中風，其他部位的血管也會栓塞、破裂。身體的器官也是同樣的在老化，體力差，無力咳痰，這樣的病人常常會因為肺炎、泌尿道感染來回住院。其實就是拖啦！」

「陳醫師！有沒有什麼辦法可以讓我奶奶好過一點，不要那麼痛苦？」

「當然有啊！我們可以不用抗生素、不用特別的處置，讓她可以比較自然的走啊。」

「醫生！其實我奶奶前些日子才因為泌尿道感染住院，出院不到一個星期又來醫院報到，這一年多以來，就如妳先前常告訴我的，奶奶會因為肺炎或是泌尿道感染不斷的住院。奶奶的身體越來越僵硬，又這樣進進出出醫院，看了心裡也真是難過。」沒想到這位立場堅定的孫女，會有如此大的轉變。

「妳要不要回去和家人商量一下？告訴家人，奶奶短時間內的反覆住院，就是告訴我們她的身體已經衰老、不堪負荷了。身體痠痛是一定會的，打針、抽痰的苦就更不用說了。睡飽時，妳可以繼續躺在床上都不要動試試看，不要說是一天，幾個小時妳就會痠痛難耐了，何況是奶奶這把老骨頭。所以不要再讓老人家受這種罪，比較喘時我們可以用一點嗎啡和鎮靜劑讓她舒服些。」事實上這位老奶奶真的很喘，難得和這個大孫女有了初步的共識，我們當天的結論就是─不再插管急救，抗生素繼續用，她同意我用嗎啡、鎮靜劑來減輕老奶奶的疼痛及呼吸不順的問題。

幾天之後老奶奶的大孫女告訴我：「醫生！我們已經開過家庭會議了，我阿公說：『妳們的奶奶也太辛苦了，這一年多以來妳們輪流請假照顧她，體力的消耗不講，內心的壓力其實也不小，每次看到妳奶奶被抽痰，那種痛苦的抽搐、無助的表情，實在很捨不得，該是放手的時機了。』我阿公還說：『撐過了農曆十五就可以將奶奶接回家了。』醫生！請妳在農曆十五以後，也就是農曆十六就不要再用抗生素了。」

「『春有百花秋有月，夏有涼風冬有雪』，不用特別看日子，因為日日是好日，時時是好時。抗生素其實是可以早點停，即使在農曆十五停抗生素，妳奶奶也不會在那天走啊！除非一口痰卡住，又沒有辦法抽出，或者是突發性心律不整、心肌梗塞、腦部大片梗塞或出血，才會突然往生。」

家屬接受了我的建議，會談完我就將抗生素停掉，因為抗生素的使用對近期即將往生的這位病人而言，是沒有實質幫助的，反而是一種負擔，因為必須打針，而病人的血管早就不堪使用了，每次護理人員為了打針（建立給藥途徑），都必須花上好多時間，到後來只好使用中央靜脈導管，那種又粗又長的針，插入身體深達數公分，病人所受的痛可想而知。

到了農曆十六，也就是約定好要接回家作安寧居家療護的日子，老奶奶的小孫女出現了，這又讓我想起一年前在加護病房見到的她，是一個對醫療人員很有戒心、很冷漠的家屬，當時和她談老奶奶病情的時候，她總是用一種狐疑的眼神看著我，可以明顯的看出她對我的不信任，我總覺得我和她之間隔著一道很高的牆，是我無法翻越的牆，讓我很難和她作深度的溝通。

這次她破天荒的主動對我說：「陳醫師！在一次非常特殊的情況下，我看到了妳的一篇文章，是在社區的讀書會裡看到的。」。原來是我有一篇文章〈我的母親——永恆的關愛〉，被收錄在教育部補助的一本書《生老病死：生命的閱讀與敘事》現代選文一書中，她看到了。

她說：「『陳秀丹』這個名字太熟悉了，我一直以為妳是一個理性重於感性的人，凡是都以數據來論述，沒想到妳的內心世界也有這麼柔軟的地方。」我的天啊！原來我在她的眼中只是一個凡事講求數據、冷血的人。

緊接著她又說：「陳醫師！經過這一年半以來，奶奶的情形加上看了妳的文章，又接觸了一些生老病死相關的書籍，我的心裡真的有所轉變了，我覺得我應該放下了，在今年春天的時候，我認為春暖花開的季節，就是奶奶要走的時候，這次住院我看到主治醫師是妳，我就覺得這是一個很大的因緣，我們又碰面了。陳醫師！妳不要生氣哦，跟妳說，我以前看過一部電影叫做《蒼蠅王》，一年多前我奶奶住在加護病房的時候，每當情況不好，妳總會出現在我們的面前，每次看到妳就讓我聯想到那部片子，妳就像電影裡面的那隻嗜血蒼蠅，看到有血的地方就會立刻飛撲過來，所以每次看到妳的時候，我總是很害怕、很排斥，怕妳又會講一些我們不想聽的話。陳醫師！我這樣說妳不會生氣吧！」

「不會呀！這有什麼好生氣，我只是覺得很訝異而已，沒想到會有人用嗜血蒼蠅來描述我。事實上我自己照顧過我的父母親，我經歷過那種壓力，妳奶奶也真的夠辛苦了，我們就讓她好好的走吧！」

「我家是三代同堂，奶奶是一個非常仁慈的人，對我們的愛和包容更是無微不至，去年一聽到她中風昏迷的噩耗，當時妳好意勸我們要放手，我們真的是難以接受，所以對妳也不太禮貌，很對不起！」

「沒關係！人之常情，我可以理解。」可以前嫌盡釋，這也是醫療團隊所樂見的。

「陳醫師！我奶奶回家會馬上死掉嗎？」

「不會啦！這幾天雖然我們沒有用抗生素，但我們也很認真的幫她抽痰，能抽的都抽了，當然不是很勉強的抽，經過嗎啡和鎮靜劑的使用，她的呼吸形態好很多，她回去不會馬上走，可能會經過一、兩個星期，回家後有痰抽得到就抽，不抽也沒關係，在這樣的情境下舒服就好。

我最近讀了一本《大往生》，是一位日本的醫生寫的，他說：**『老人家很重要的一件事就是要死給人家看』，也就是盡量在一種很自然的情況下，在家人守候中往生。透過家族團聚，可以讓家族裏的每個大人、小孩一同見證死亡的莊嚴與神聖。透過近距離的觀察死亡，我們才可以知道平常要怎麼樣的活，才可以死得剛剛好，不會太早，也不會太晚。平時要怎麼待人處事，才可以在往生的時候有人願意來陪伴，可以死的很安詳。**

這是一個日本醫師的想法，我也很慶幸你們有這樣的轉變，我會開一些嗎啡讓你們帶回去，前幾天也請了安寧共照的醫師和護理師，也就是安寧居家團隊專程為老奶奶做過評估，等一下安寧居家的護理師會再來和妳解說一次。」

「陳醫師！跟妳談了這件事情之後，我比較安心了，我總覺得過去對妳有些歉意，和妳講開我的心裡比較舒坦。」她如釋重負的鬆了一口氣。

「沒關係！講開了就好，很高興我們可以為老奶奶的生命末期一起來做努力，如果有什麼事情，可以跟我們的安寧居家團隊作連繫，也可以打電話給我。」現在我很欣賞她的率直、實話實說。

老奶奶在家裡度過了兩個星期，有一天傍晚我還在看門診，這一天原訂是她們要回診拿嗎啡的日期，人還沒到電話卻先來了，她的小孫女說：「陳醫師！我的奶奶從昨天到現在都沒有小便，安寧居家的護理人員說小便量減少就是要往生，陳醫師！是這樣嗎？」

「人在往生前小便是會減少，但是請妳先去摸摸奶奶的下腹部，看她的下腹部有沒有腫脹、有沒有疼痛的表情，再幫她量一下脈膊。」

數分鐘之後她回電：「沒有腫脹也沒有痛苦的表情，脈膊也很微弱，呼吸有時停了將近十秒。」

「那就快了，麻煩通知其他的家人一定要回家，如果奶奶走了請不要太驚慌，我們要好好的為她祈禱，祝福她一路好走。」

第二天早上我打電話去問候，果真老奶奶在前一晚的八點多就往生了。大孫女說：「我奶奶走得很安詳，而且全家人都圍在她身旁。死診是請衛生所的醫師幫忙開立，真感謝陳醫師和醫療團隊的幫忙。」兩位孫女其實也是知書達禮的人，並沒有想像中的冷淡，當初只是因為醫療方式的見解不同而產生的誤解。

其實像這一類的案例非常多，有很多的病人平常看起來好像很健康，突然的腦血管破裂大量出血或是大片梗塞，也就是俗稱的中風導致昏迷不醒，這樣的突發狀況，家屬的確很難接受，有些家屬本能的要求極力搶救，即便醫師詳細分析病人的情況，說明搶救對病人沒有好處，只有壞處，病人的生活品質會很差，還是會有一些家屬仍然主張要極力搶救，但是經過一段時間的驗證，他們就會後悔當初所作的決定。**愛長輩，我們不只平常就要孝順，在長輩往生的過程中，不要讓他們受苦受難也是同等重要**。

以這兩位孫女而言，我相信她們是非常孝順的，否則不會願意長時間輪流請假照顧奶奶，只因為她們的不捨，讓老奶奶苦撐了一年多，但我相信經過這次的慘痛經驗，她們會更有智慧，一定會將真愛的觀念傳出去。

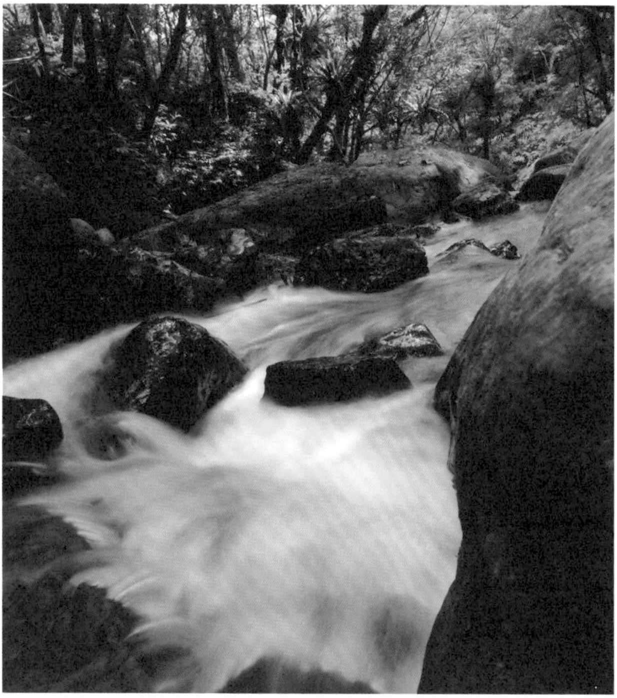

知道這個故事的親朋好友，他們的長輩在往生的過程，一定可以更平順安詳，不再受同樣的苦，這就是老奶奶用她的苦難為活著的人所上的最後一堂生死課程。

愛滋病患者的故事

醫師面對臨終病人沒有效益的醫療要求時，
如果只考慮「尊重病人自主權」，而沒有考慮醫療真正目的，
那也真是個悲哀。
讓醫療回歸本質，拒絕無效益的醫療，這才是王道。

阿煌是一位三十二歲的毒癮患者，與妻子離婚多年，一雙子女則由社福機構安置。近幾年他不與家人連絡，只有在他販毒、吸毒入獄時家屬才被通知，才能得知他的現況，而他的入獄竟成為家人的期待，因為家人認為只有在監獄，才能確保他沒有使用毒品傷害身體。

後來阿煌被診斷出罹患愛滋病，但他並沒有接受對抗愛滋病毒的藥物治療。

此次阿煌在獄中發燒、咳嗽，經送醫學中心住院數日後病情持續惡化，伺機性肺炎感染更加嚴重，血液中Ｔ４淋巴球數目已小於每立方公分二百顆；因為已經是愛滋末期變化，主治醫師建議病人轉回故鄉做緩和照顧，方便年紀大的父母探視，也確保阿煌有機會可以回到家中往生。因此，阿煌在兄長的護送下回到宜蘭的醫院。

急診室的醫師見了轉診單，為病人做了檢查後，詢問病人若呼吸情況更加惡化，要不要接受氣管內管的置入術？阿煌當下表示他要被急救的意願，因此急診室的醫師安排他住進內科加護病房。

當阿煌被送入加護病房時，呼吸已很費力，我向他明白表示病況已進入末期，氣管內管的置入術只能延長一些存活的時間，對病情的控制是沒有幫助的。但他強烈表示不想死，希望醫師在必要時為他急救。我也告訴他這是受苦的行為，人要死之前會喘是難免的，而我們可以用些嗎啡和鎮靜劑來使喘的情形改善。但阿煌仍不接受我的建議，於是我為他戴上非侵入性呼吸器，同時打電話告知他的家人有關他希望被急救的意願。

電話中我表達病人不該被插管，因為那樣做只會讓死亡的過程被拖延，希望家人可以來勸勸他。阿煌的家人也知道這是沒有效益的醫療行為，更不希望他死得太痛苦。半小時後病人呼吸窘迫，值班醫師為他插上氣管內管接上呼吸器。當為了插管而使用的麻藥與鎮靜劑藥效退了以後，病人因極度的不舒服，要求醫師為他拔除氣管內管。然而當時已經是深夜了，沒有辦法聯絡上病人的子女，我希望病人可以忍耐到天亮，等孩子來了再拔管。阿煌同意我的建議，不使用抗生素，在嗎啡、鎮靜劑、肌肉鬆弛劑的使用下，阿煌度過在加護病房的第一夜。

第二天，阿煌的父母、兄姊全部到加護病房陪伴他，社福人員也帶來他的子女，此時的阿煌意識清楚，父母表示已經原諒他，兄弟姊妹也表示會好好照顧父母；子女在長輩的指導下，向阿煌表示：「爸爸，我們會聽阿公、阿嬤、伯伯、姑姑的話，會做個好孩子，爸爸可以安心離開。」與家屬告別後，護理師播放家屬帶來的唸佛機，我為阿煌撤除維生設備，四小時後，阿煌很安詳的往生。

就在病人往生的第二天，住院醫師很感性的說：「老師，我以前看過被急救插管的愛滋患者都死得很慘，為什麼阿煌可以走得這麼安詳？我看了很感動。」

其實只要用藥得宜，臨終者都可以很安詳的離開。我們安排了一個大和解的往生情景，我自己也很感動，當阿煌的小孩說他們會做個好孩子的當下，我的眼淚都掉下來了，因為阿煌自己就不是個好孩子，而他的孩子卻是如此的乖巧，更加惹人憐愛。

阿煌自己要求被插管這件事，其實也是個不幸，如果在更早以前，阿煌已被好好告知死亡已無法避免，讓他有充分的時間思考並接受死亡即將到來的事實，寫下不急救的意願書，就不會有這件臨終的插管。如果急診室的醫師不要提供無效醫療的選項（指急救插管這件事），也不要安排他住進加護病房，就讓阿煌在一般病房或安寧病房，好好度過生命中的最後一天，那會更好。

臺灣的醫師面對臨終病人沒有效益的醫療要求時，如果只考慮「尊重病人自主權」而沒有考慮到醫療真正的目的，那也真是個悲哀。紐西蘭的醫師遇到這樣的病人要求，醫師會說「我不會做愚蠢的事」，英國的醫師也不會做。臺灣醫界與社會大眾必須為無效醫療做更深入的探討與省思，讓醫療回歸本質，拒絕無效益的醫療，這才是王道。

生前孩子不聞問，死後全出現

當我的父親過世時，我那些平常不聞不問的兄弟就都回來了，為什麼要等到父親死了，他們才要表現得很積極，人都死了才要孝順，不會嫌太晚了嗎？

有一位過去長年在我門診追蹤的老朋友，幾個月不見，這次在門診見到她明顯消瘦，氣喘也沒有控制好，一進診間我就察覺她神情不太一樣。「哈囉！變苗條了哦！最近很忙嗎？」

她嘆了口氣說：「我的父親前幾天過世了。」

我的這位老朋友，她有五個兄弟三個姊妹，她的母親在十幾年前就去世了，父親沒有和兒子們同住，獨自守著老家自己煮飯自己吃，不擅交際顯得更加孤寂。年邁的父親身體一年不如一年，行動也越加不便，但他還是不願意到兒子家住，「金窩銀窩不如自己的狗窩」，住兒子家讓他有種受拘束的感覺，不如老家的輕鬆自在，還好我這位老朋友的婆家離娘家不遠，她經常帶些食物回娘家，順便陪父親聊天。

幾年後父親罹患了失智症，日常生活無法自理，她扮起了為人子女很重要的角色——照顧父親。她除了每天回娘家探視，也請了外籍看護專責照料，這兩年來父親經常因肺炎入院，今年更加頻繁，經常是出院沒幾天又因病入院，這位老朋友在婆家、娘家兩邊忙得不可開交，就像是一根蠟燭兩頭燒。

「阿丹醫師！我沒有藥了，但是我也沒空來門診拿藥，所以我的氣喘也沒有控制好。」孝順的女兒只顧著照顧父親，卻忽略了自己的病情，真讓人不捨。

「我的父親前幾天病危，我通知兄弟姊妹們來看父親，有的來了，有的沒來，我決定不要父親死前受苦，所以不插管也不急救。」

俗話說：「吃飯吃碗公，做事閃西方」，當有好處可拿時，子女毫不客氣，一旦需要付出時，立即消失不見人影。我拍拍她的肩膀說：「父母和子女的緣份有深有淺，緣深的就像妳這樣經常服侍，緣淺的就很少回來探望，『舉頭三尺有神明，人在做，天在看』孝順的人會有好報，老爸已經過世了，妳就要放下，好好照顧自己的身體。」

「阿丹醫師！妳知道嗎？當我的父親過世時，我那些平常不聞不問的兄弟就都回來了，父親的喪禮他們倒是盡心盡力。看著父親的遺體，回想這幾年來，每當父親住院，我急得像熱鍋上螞蟻，總希望有手足來幫忙分擔，但是會來的還是會來，不會來的就算是三催四請也不會來，就連住在父親家附近的兄弟也不會來，為什麼要等到父親死了，他們才要表現得很積極，人都死了才要孝順，不嫌太晚了嗎？」

俗話說：「在生無人認，死了歸大陣」，臨床上我也看了很多這樣的場景與例子，父母親在的時候不聞不問，等到父母親就要往生了，他們才會出現，指著醫院東挑西嫌，纏著醫師東問西扯，好像要藉此展現他們的孝心。其實人在世時是最重要的，人都要死了，這樣的表現實在沒有多大意義，這時誠心的陪伴，讓父母一路好走才是比較好的作為。

以前的人常說：「多子多孫多福氣」，子女眾多的比比皆是，長輩有難，比較有福氣的就會有一兩個子女比較孝順，負起照顧的責任。現在的社會少子化，每個孩子都是寶，父母全心全意的照顧子女，捨不得讓孩子吃苦，有的孩子也因此恃寵而驕，「媽寶」一大堆，這樣的子女自我照顧就有問題，等以後父母老了、體力不行了，他們會有能力、會有心思照顧嗎？不如趁著我們的父母還在時，多花一點心力，好好孝順、陪伴他們。身教重於言教，讓我們的子女看見並參與照顧爺爺奶奶的重責大任，讓孝道代代相傳比較有意義。

喪禮簡單隆重就好，不需要太鋪張。父母最愛的是他的孩子，最心繫的也是他的孩子。在有生之年能得到孩子們的反哺關愛，是父母最大的安慰。孝順真的要及時，千萬不要本末倒置了。

一個人也可以活得很自在

平常我也在一家慈善機構擔任財務監察員，做義務的啦！人取之於社會，用之於社會，對社會有所貢獻，我現在年紀大了，也不需要再為家庭經濟擔憂，我就持續以前做的事，繼續做也可以打發時間。

有一位八十幾歲的老阿嬤，每次看到她總是神采奕奕，穿著優雅合宜的套裝，梳著整齊的頭髮，微施淡妝的臉龐，腳上穿著約五公分的高跟鞋，是位很典型受過日本教育的婦人。她很有修養，和她談話總有如沐春風的喜悅，從她得體的妝扮，可以看出她的經濟能力不錯。會認識她是因為幾年前，她先生是我的病人，先生年紀大了，行動不便需要靠輪椅代步。他患有心臟病、周邊動脈血管阻塞，也曾到北部的醫學中心治療，在一次的心臟病發作後往生了。

先生去世後，老阿嬤曾經到兒子家住了一段時間，後來她覺得自己一個人也可以過得很好，於是搬回宜蘭。幾年前她來到我的診間：「陳醫師！妳還記得我嗎？我的先生某某人，以前曾經是妳的病人啊！」

「哦！我想起來了。」經她這麼一說，我想起了每次老先生來看門診，老阿嬤總會溫柔的陪伴在身旁，一對鶼鰈情深令人羨慕的老夫妻。

「我先生走得好安詳哦！」阿嬤臉上露出安慰、祥和的表情。

「這樣很好，年紀大了能夠一路好走，是很有福報的喲！那您現在還好嗎？」

「我先生真的是一位好先生，也是一位好爸爸哦！以前年輕的時候，我們生活好苦喔！要扶養好幾個小孩，還要供他們唸書，都是我先生一肩挑起這個養家的重擔，真的是很不簡單耶！」

「是啊！真的是不簡單。」聽到這話，也讓我想起我的父母親，以前家裡也很清苦，我的父母親也是辛辛苦苦養育我們長大。

「現在我先生走了，剛開始的時候，我的兒子們都叫我去和他們一起住，可是我想自己也可以活得很好啊！所以我就婉拒了他們的好意，我還是住在我的家。」

「阿嬤妳現在都在做些什麼？會不會很無聊啊？」一個人生活，應該很孤單寂寞吧！

「哎呀！我一點都不無聊，我每天都很忙！我還要到社區大學去學電腦。」

「哦？阿嬤妳還學電腦哦！」八十幾歲還這麼有學習動能，很讓人驚嘆！

「對啊！我之前曾在社區大學學攝影，我的同學們都比我年輕，我是班上最老的人耶！他們的年紀都可以做我的孩子、孫子哩！」看阿嬤精神奕奕，相信她的日子是充實愉快的。

「阿嬤妳是社區大學的寶哦！」她讓我想起電影《海角七號》的茂伯，都是受人歡迎，令人讚嘆的國寶！

「後來社區大學要開電腦班，少一個人開不成，我的同學就來邀我：『哎喲！阿嬤妳來上課，我每天都來接送妳上、下課，一起來學比較有趣。』嘻～

嘻～我那些同學那麼熱情的邀約，我就只好答應了啊！」阿嬤眉開眼笑，發出幸福、爽朗的笑聲。

「阿嬤妳現在還學電腦，妳真的很強喔！那鍵盤是英文的怎麼辦？」

「那也只好學啊！不然怎麼辨，我以前是受日本教育的，也沒學過英文，現在電腦鍵盤都是英文字母的，都看不懂，只好學啊！」勇於學習的好榜樣。

「阿嬤！妳也太強了吧！」真令我佩服，希望我老的時候，也能像阿嬤這樣。「活到老學到老，這樣生活比較有趣味啦！」的確，生活較有重心，也有新鮮感。

「平常我也在一家慈善機構擔任財務監察員，做義務的啦！人取之於社會，就要用之於社會，對社會有所貢獻。我現在年紀大了，也不需要再為家庭經濟擔憂，我就持續以前做的事，繼續做也可以打發時間。」阿嬤現在還耳聰目明、頭腦靈活真是不容易，應該和她的勤學有關係，常動動頭腦，比較不會得癡呆症。

「阿嬤！妳要不要換低跟的鞋，穿這麼高的高跟鞋很危險耶！萬一不小心跌倒就麻煩了。」這麼可愛的阿嬤，我真的很擔心她的安危，希望她永遠健健康康、快快樂樂。

「這種高度的高跟鞋，我已經穿幾十年了，習慣了啦，叫我穿別的我還不太會走哩！陳醫師，妳不用擔心啦！我會很小心，慢慢走。現在啊，一個人就要好好照顧自己，平安就是福。」

「阿嬤妳年紀大了，也要給孩子孝順一下，讓他們有機會報答妳。」

「有啦！我前一陣子才到兒子家住了一星期。我兒子、媳婦和孫子對我都很好耶，去那裡住，他們都帶我去吃大餐哦。」

「阿嬤！妳真是好福氣，到處都受人歡迎。」

「**對啊！人老了，就不要給兒女增添太多的麻煩，也不要給別人添麻煩，自己一個人住，也可以過得很快樂**，而且我的女兒就住在宜蘭，也常常回來陪我。」

真是一位很可愛、很有智慧的老阿嬤，我祝福她平安、喜樂，越老越快樂。

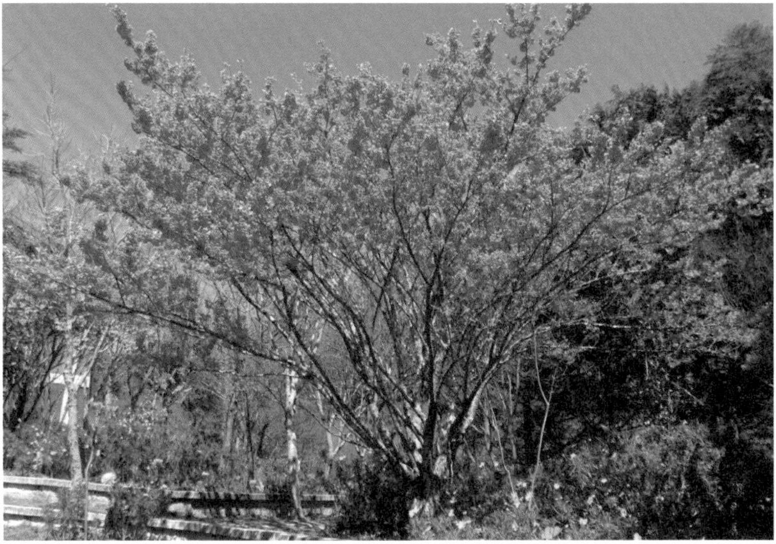

人就是要活得開心，
把握當下，
才不枉費這一生的精采。

不一樣的端午節

生命中很重要的事情，那就是「愛」和「付出」，
因為愛讓遠在澳洲的兒孫在最短的時間內奔回台灣，
避免老先生多受苦。因為愛讓老阿嬤在肺功能很差的時候，
還能夠談笑風生，認真、認命的過生活。

端午節是一個思古幽情、緬懷先人的節日，身為醫師的我有門診不能休假。每年幾個重要的傳統節慶，往生的人似乎都比平常的日子來得多，傳說清明節、端午節、中元節、中秋節及過年，上天就會派遣使者來接回一些時辰已至的人，這些節日上班的醫療人員也顯得特別忙碌。

今年的端午節，我四點多起床，五點多出門，從台北搭車到宜蘭，不是為了

趕當日九點鐘的門診，而是為了參與一位老朋友的臨終告別式。

這位老朋友是一位高齡八十三歲的老先生，他是公務人員退休後，夫婦一起移居到澳洲兒子打拚奮鬥的家，幫忙照顧孫子，享受含飴弄孫天倫之樂，十幾年後孫子們長大了，孫子們龐大的教育費及生活費，讓兒子的經濟顯得有點吃緊，為了不增添兒子的壓力，兩位老人家決定搬回故鄉。

他們是非常和藹可親的老夫妻，第一次的見面就令我印象深刻，那是在三年多前，老先生的肺部有慢性阻塞性肺疾病，也已經是中重度，還合併有輕微的失智症，連續看了幾次門診之後，肺部的臨床症狀獲得改善。

經過一年多的回診，我觀察到老先生的失智症越來越嚴重，一位老太太要獨自照顧一位失智的老人是很吃力的，往往健康的老人照顧病人一段時間之後，自己的身體也會被拖垮，於是我建議將老先生送到中南部的安養中心，因為中南部的氣候比宜蘭乾爽，較適合患有氣喘的人居住。

又過了一年多以後，老太太回醫院告訴我，「我有聽妳的建議，將我先生送到南部的安養院，他在那裡過得很快樂哦！有很多的老人作伴，我也每隔一段時間就會去看他。」

「如果可以您乾脆也搬去南部的安養院，你們就可以每天在一起，不用牽掛的來回奔波。」一年紀大了，長途車程是很辛苦的。

今年端午節的前幾天，老太太回門診找我，她說：「陳醫師！怎麼辦？我先生因為肺炎被送到安養院附近的醫院，因為他呼吸困難就被插管了，插了兩個多星期了，醫師說二十一天期滿就要轉到呼吸照護加護病房，醫師還建議要做氣切，陳醫師您覺得怎麼做會比較好？」

聽到這裡，我的心整個都糾住了，記得以前門診時我常叮嚀老先生、老太太，「如果有一天呼吸困難了，請不要插管，因為那只是增加痛苦而已。以老先生肺功能衰退嚴重及失智的情況，一旦插管就沒有康復拔管的機會。插管很痛苦，為了阻止自行拔管，他的手腳會被綁住，沒有自由又很痛苦。」

以老先生的情況根本就不應該被插管，我問了老太太：「以前我不是有建議不要插管嗎？」

「對啊！就是因為朋友約我出國去玩，剛好就是那幾天他被插管，所以我非常的懊惱，如果我不出去玩就沒事了，就可以阻止我先生被插管了。」

看著老太太懊悔不已的樣子，我安慰她說：「能出去玩是好事啊！趁著能動就盡量去玩，人生無常，我們也料想不到會發生什麼事，您就不要再懊惱了，請問您現在有什麼打算？」

「陳醫師！我可不可以把我先生接回宜蘭託妳照顧？」

「哦～這沒問題，婆婆您什麼時候要去南部？」

「如果需要我隨時都可以去啊！」

「那好吧，麻煩您明天到那裡的醫院，向醫院要住院病歷摘要，傳真過來給我們看一下，好不好？」

隔天老太太果真一大早就去南部的醫院要病歷，那裡的醫師也很熱心的打電話來說：「老太太在這裡沒地方住，可不可以乾脆今天就直接將老先生送回宜蘭？」

「可以啊！」做好相關的連繫工作後，南部的醫院就立即協助老太太，辦理老先生的轉院手續，之後老先生就送回宜蘭。

在傍晚的時候看到老先生，一年多不見，老先生的模樣有一些改變，喘得很厲害，我告訴老太太：「我先用一些嗎啡和鎮靜劑，讓老先生舒服一點，明天我們再來和您的其他家人做討論。」

第二天我打越洋電話和他的兒子溝通：「以老先生的情況，脫離呼吸器是有困難的，在您住的澳洲及先進國家，像老先生這樣的情形是不會被插管的，如果做氣切也只是多受罪，對老伯伯沒有好處，希望您可以回到台灣來陪伴母親，一起送老先生的最後一程。」他的兒子表明，先處理一些事情後就會回台灣。

沒想到隔天他的兒子就已經回來了，原來他一接到通知後，就趕緊辦理回台的事務，而且在當天就動身，搭了十幾個小時的飛機趕回台灣，我也照例和他面對面的再作一次病情溝通確認。

「陳醫師！就照您說的，拔掉管子，不要讓爸爸再受這樣的苦。上次我回台灣在加護病房看他，我真的很難過。」從言談中可以感受到這位兒子對父親的愛，不忍父親多承受一天的苦難。因為老先生其他的孫子要等到端午節的前夕才能回台，於是我們約好在端午節的早晨為老先生拔管。就我所接觸過親人在海外的案例，這麼短的時間家人就能齊聚，他們算是很積極配合的。

這場臨終禱告是在老先生的病床邊舉行，讓我很感動的是，除了親人，還有兩位牧師和幾位教友參與了老先生的臨終告別與禱告，在儀式進行前，老太太深情的對老先生說：「你辛苦了一輩子，要放下喲！孩子、孫子都在這邊，你就安心的跟隨主去吧！回歸到主的懷抱。」牧師唸著特定的經文，臨終禱告進行了將近半個小時，之後我幫老先生拔除了氣管內管，二十分鐘以後老先生很安詳的往生了。

端午節隔天的傍晚，我打電話問候老太太：「婆婆您還好嗎？」

「陳醫師非常謝謝妳，如果不是妳的幫忙，不知道我先生還要痛苦多久。」

「這是我們應該做的，您就不用放在心上，老先生什麼時候要出去呢？」我的意思是什麼時候要出殯。

「等星期日火化之後，事情就告一段落了。」

「之後婆婆您要和兒子到國外住嗎？一起住可能對您比較好，比較有伴，可以互相照應。」

「是啊！我也有這樣的考量，那我乾脆就和兒子到國外好了。陳醫師！謝謝妳，妳知道嗎？我的先生走的時候好安詳哦！嘴角還上揚耶，就像在笑一樣，我相信他已經回到主的懷抱了。」

「是啊！像伯伯這麼好的人，走的時候有親愛的太太、兒孫、親朋好友陪伴，有牧師、教友為他做禱告，這是一個很大的福報喲，我們祝福他，婆婆也祝福您平安喜樂。」

這是一位老伯伯的故事，台灣的醫師，以這位伯伯所遇到的急診室的主治醫師為例，我相信他是善良的，或許他不知道為一個失智及重度慢性阻塞性肺疾病的老人插管，其實是不妥的；又或許在家屬不在場的情況下，為了免除日後可能帶來的困擾，他為這位老人插管急救。當我看到老先生一系列的X光片，兩側的肺炎，加上呼吸器已經用了這麼久了，所有的數據顯示這是個呼吸器脫離無望的生命末期病人，像這樣的狀況還要做氣切，對瀕臨死亡的老人而言，是增加痛苦

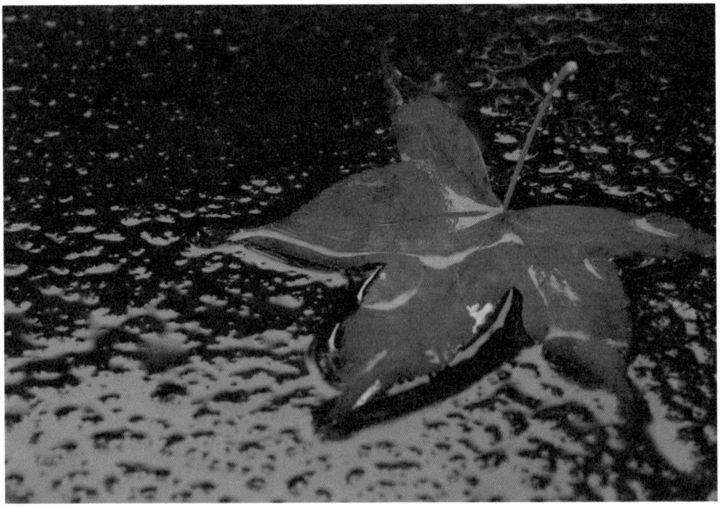

的粗暴行為；就失智的病人而言，他連被約束都覺得痛苦，難道我們還要幫他做氣切，將他綁手綁腳的約束到死嗎？

這樣沒有尊嚴、痛苦的日子絕對不是老先生要的，也不是他的親人所樂見的。像這類的病人如果被插管了，只要有兩位相關專科醫師判定是生命末期的病人，有一位家屬同意維生設備的撤除，就請停止維生設備的使用吧！當然這必須事先透過一個良好的溝通，讓家屬理解我們為什麼要為病人撤除維生醫療。就這個案例，我們的醫療團隊可以算是病人的救星，因為我們的努力，避免病人多餘的災難。

詳實的病情解析、良好的溝通，可以獲得病人的信任、家屬的理解與肯定，減少猜疑及不愉快的爭執。雖然末期病人遲早都要告別，但我們可以盡可能的給予幫助，醫療團隊在陪伴病人的往生過程，看到病人安詳的離開，也得到家屬的肯定，真正做到生死兩相安，醫療團隊的價值也就呈現了。

端午節的大清早送走老病人，緊接著早上九點的門診，直到下午三點多才結束早上的門診，雖然當天有值班醫師替我巡房，但我還是決定再去看另一位老朋友，她是一位九十三歲的老阿嬤，也是我十幾年的老病人，因為氣喘定期來門診，而且都是獨自來看門診，每次我都會問她：「阿嬤妳年紀都這麼大了，怎麼還自己來啊？」

「哎喲！少年郎要上班啦！我還可以走，我叫他們不用陪我。」多麼獨立自主、體貼、可愛的老人家。

她的氣喘蠻嚴重的，但每次看到她，總還是精力旺盛。她心中充滿對兒孫的關愛，人生才有這麼大的動力；以一般這種肺功能的老人家，通常都會說：「醫生啊！很喘喔！」可是這位老阿嬤很少這樣抱怨，她總是帶著微笑來看我。

今年以來她的肺功能衰退得更明顯，氣喘得更嚴重，住院的頻率也增加，總是出院不久又來住院。上一次的住院白天都沒看到她的家人，我問：「阿嬤，為什麼您的家人都沒有來呢？」

「哎喲！醫生！我現在人好好的，少年郎要上班、要賺錢啦！」就是這麼可愛的老人家，凡事總是為兒孫著想。可是這次住院，老阿嬤卻是直接從急診被送進加護病房，因為實在太喘了，她也接受我的建議不要插管，所以急診室沒有幫她插管，而是使用非侵入性的呼吸器。

在一個星期五的早上，老阿嬤神情落寞的說：「我很怕遇到禮拜五，因為禮拜五過後就是禮拜六和禮拜日，放兩天的假妳很可能會回台北，我就看不到妳了。」一聽到她這麼說，為了減少她的不安，假日我盡可能抽時間來看看她、或打電話到病房詢問。

情況好一點時，老阿嬤請求不要住加護病房，轉到一般病房後，她也重申不要被插管，幾天後老阿嬤的病情突然急轉直下，她的兒子非常緊張，要求再將老阿嬤轉到加護病房，護理人員知道老阿嬤不喜歡住加護病房，所以將這訊息告訴我，我也立刻趕去和病人及家屬做會談。

「阿嬤，您的家人希望我把您轉到加護病房，您覺得好嗎？」

「為什麼要住加護病房？」阿嬤有點生氣的說。

阿嬤平常就喜歡和我開玩笑，我也故意用嘻皮笑臉的口氣，來緩和嚴肅的議題說：「因為您的孩子擔心您會死啊，所以要您住加護病房。」

老阿嬤看著兒孫們，面容慈祥的笑著說：「傻孩子！我早晚都會死，如果怕我死掉就要我住加護病房，告訴你們！我才不要，住加護病房好冷、機器的聲音好吵，在那裡我看不到我的孩子、我的孫子，每天只有短短的會客時間才能看到你們，我才不要去住加護病房，我才不要當個孤獨老人死在病床上。」

耶！這個老阿嬤超可愛的，很有自己的想法，她從上次的經驗感覺加護病房是冰冷、孤單的，是一個老人被遺棄的地方。「阿嬤！我陳醫師給您掛保證，一定尊重您的決定，也會盡量讓您舒服一點。」

她雖然很喘，但還是很努力的從嘴巴吃東西，因為她也不想被插鼻胃管灌食，以她的情況用嘴巴吃東西是很辛苦的，她的孩子擔心她吃得太少：「醫生！怎麼辦？媽媽吃得很少。」

「老人家吃得少，她已經盡力了，能吃多少算多少，我知道你們的孝心，但是年紀大了器官都退化了，吃太多，她的腸胃也消化不了，不能太勉強。這段日子有你們的陪伴，比什麼都可貴，如果她回到天上，你們也不要太哀傷，我們一起祝福她。」我也很心疼老阿嬤，有時我會視進食情況增加點滴的量，讓她不會覺得口乾舌燥。

住院兩個星期後，因為長期臥床悶熱，拉肚子加上類固醇的使用，阿嬤的身上也出現了一些皮膚病變，尤其是會陰部的潰瘍，讓她非常不舒服。

阿嬤說：「醫生！痛痛哦！」唉！這也是我心裡很大的痛，我真的很捨不得老人家這麼受苦，我用了嗎啡、鎮靜劑以及非類固醇性的止痛藥，嗎啡的劑量也慢慢增加，一天用到一百六十毫克，鎮靜劑也同樣增加，會使用這麼高劑量的嗎啡，只為了減輕她的病痛，嗎啡用了，她就舒服了，睡眠的時間也增加了。

其實若帶著病痛，能睡著對她也是好的，睡飽了又有精神和家人、醫療人員嘻嘻哈哈：「醫生！我要回去嘍！」說這句話時老阿嬤的手指著上面，意思是說她要回天上了。

我也語氣輕鬆的回答：「阿嬤您要回去了哦！您想回哪個家啊？」古今中外都有傳說，人即將往生時，已故的親人會接引；老阿嬤告訴我說，她的先生最近時常來看她，要帶她走，事實上她的先生已經去世好幾十年了。她也明白她看到的是我們看不見的靈魂。

她俏皮的笑著說：「他要我跟他走，我就打他，叫他自己走，我才不要跟他走！」聽得出老阿嬤還是很珍惜在世的日子，努力的想多活幾天，但她也清楚的知道身體已經不行了，這幾個星期以來，她不斷的向我預告她就要走了。

又過了幾天，老阿嬤說：「我看到白鬍鬚很長的老公公站在我旁邊。」

「阿嬤您會害怕嗎？」看得出來她知道自己回天上的時辰已近。

「哎喲！這麼老了有什麼好害怕？」這天我發現她的孩子幫她戴上一尊觀世音菩薩的項鍊。

「阿嬤！您不要害怕，如果您害怕就拿觀世音菩薩出來看一看，菩薩永遠在您身邊，會一直守護著您。」阿嬤笑得好燦爛，還順手打了我一下，她每天總是要笑著先打我一下，再挽起我的手說：「醫生！我們是老同學哦！」多麼可愛的老人家，肯定會令我永生難忘，我真的好喜歡她哦！她就這樣在醫院裡住了超過一個月。

在端午節下午護理師告訴我，老阿嬤已經意識不清楚好幾個小時了，我說：「所有的藥都停掉吧！只留下嗎啡和鎮靜劑就好了。」雖然早就知道她最近會往生，但心裡還是很捨不得。

我告訴她的家人是該接阿嬤回家的時候了。我為她取下非侵入性（面罩式）的呼吸器，因為這個時候呼吸器對她已經沒什麼幫助了。意識清楚時，利用呼吸器多活了這些日子，而今意識不清了，呼吸器反而成了她的負擔，所以應該拿掉。她的家人也立即接她回家，回到家中不久，老阿嬤就很安詳的往生了。

第二天她的家人來醫院補辦一些出院的事宜，同時告訴我老阿嬤從年輕就守寡，獨自千辛萬苦的栽培好幾個小孩長大，在那個物資匱乏的年代，她的辛苦可見一斑，她非常擔心她的孩子，是否有足夠的錢養活她的孫子，所以老阿嬤非常的節儉，連住院都擔心要花錢；這麼堅強、善良的老阿嬤我祝福她一路好走，我也相信她已經回到天上和她的先生團聚了。

在這個端午節送走這兩位可愛的老朋友，雖然很不捨，但我心裡是充滿感激的，**感謝他們告訴我生命中很重要的事情，那就是「愛」和「付出」**，因為愛讓遠在澳洲的兒孫在最短的時間內奔回台灣，避免老先生多受苦。因為愛讓老阿嬤在肺功能很差的時候，還能夠談笑風生，認真、認命的過生活。**因為愛讓大家知道該放手了，生命的意義其實不在於時間的長短，而在於內容是否豐富**。

這兩位老人家活得夠長，人生的歷練也夠多，他們都為家人付出一輩子，也很努力的過活每一天，不該有遺憾了，就好好的放下吧！息了人間的勞苦，回到天上的家。

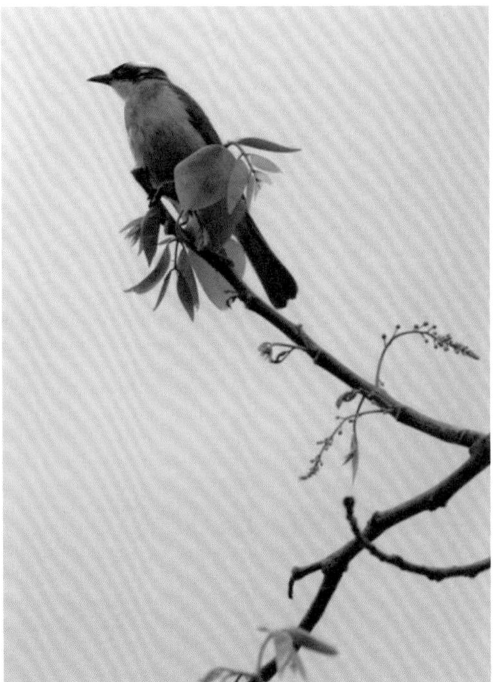

回到熟悉的地方，
在家人陪伴下度過生命末期，
才是人生真正的福氣。

樂天情深的好姊弟

知足最大富，平安最幸福，
我每天都和菩薩對話，請求菩薩賜予我正面的能量，
讓我懂得珍惜與感恩，珍惜我所擁有的一切、
感恩照顧我的人、感恩我遇見的人。

現年五十歲的陳永祥先生，在三十三歲的人生黃金時期，有一天正要出門倒垃圾，猝不及防的被一個酒駕的人，撞成頸椎及胸部受傷，從此頸部以下幾乎全部癱瘓，只剩下手肘可以稍微前後移動（手指和其他部分都沒知覺），當時陳先生上有母親，下有妻女要扶養，女兒才兩歲，他是家中最重要的經濟來源，一夕之間失去了工作能力，對一向孝順又認真養家的他，是萬分殘酷的打擊。

陳先生經過插管急救，病情穩定後做氣管切開術，但是氣切後說話很辛苦，聽的人也不容易聽懂，這對身體已經極為不便的他來說，無疑是雪上加霜。幸好陳先生順利脫離了呼吸器，氣切管也順利拔掉了。他克服了自我的障礙，逐漸接受了這個命運的安排，因為了解頸椎受傷的痛苦與無奈，所以他決定勇敢走出來現身說法，投身公益貢獻社會，民國九十年五月二十四日，他第一次的演講是在幼稚園，他希望小朋友們從小就能愛惜自己的身體。

演講獲得全館師生、家長的大力喝采，演講結束時，幼稚園園長送給陳先生演講費表示感謝，受傷後第一次的收入，陳先生的感觸特別深，他對他的母親說：「媽媽！這四年來我都沒有賺錢孝敬您，以後也很難有機會賺錢奉養您，給您這一點點的演講費，表達我對您的感謝與道歉，感謝您的養育之恩，還有這四年來對我無微不至的關懷，不能賺錢給您過比較舒適的日子，也要向您說抱歉。」

陳先生內心激動得聲淚俱下，慈愛的母親也感動得淚流滿面，但母親婉拒了這份難得的酬勞，她知道兒子受傷後家庭經濟極為困難，所以她要兒子留下這筆錢好好運用，雖然只有三千元，但對經濟困頓的他來說，不無小補。母親拒絕收下這筆錢後，陳先生選擇捐給慈善團體，他覺得還有比他更需要救助的人。我聽了他的敘述後覺得很心疼，因為他家的經濟來源很有限，也很需要這筆錢。

從這次演講之後，陳先生覺得他在這世上還有用處，他可以去慰問有同樣不幸遭遇的病友，也可以用自身的遭遇，去警惕世人珍惜愛護身體，更不要酒駕害人害己。於是他每天坐著電動輪椅，到處去關懷病友，有時也應邀演講。

在外面大小便很麻煩，為了節省時間他經常憋尿，甚至引發泌尿道感染住院，但他依然樂此不疲，一出院就又精神飽滿的到處去慰問病友。一年多以前陳先生尾骶骨部分的皮膚，因為長時間坐輪椅（經常連續坐八小時）受到壓迫而產生褥瘡，起先他不以為意，但褥瘡越來越嚴重才住院醫治，這也讓我有機會認識這位讓我心靈獲益良多的陳永祥先生。

記得當時整形外科的醫師一起會診：「陳先生尾骶骨部分皮膚褥瘡，但他不願意接受植皮手術，他認為植皮後要趴在床上好幾個月，實在太浪費時間也太不自由了，所以我們為他做傷口清瘡之後，建議他接受高壓氧的治療。」

這樣的情況做高壓氧治療是不符合健保給付的條件，必須自費。作了十幾次治療後，陳先生說：「陳醫師！我不要再做高壓氧了。」

「為什麼不做呢？」看他每次都很享受高壓氧治療的樣子，突然不做了，應該是有什麼原因。

「我怕我姊姊的經濟負擔太重。」很貼心，很懂得疼惜姊姊。每次治療需一千五百元，的確是很重的負擔。

不到醫院治療只在家裡換藥，陳先生的傷口在伊甸的志工與家人幫忙下，開口變得很小，但卻很深無法根治，每次換藥陳先生自己很辛苦，幫他清理、換藥的人也不輕鬆，如此持續了一年多，他想這樣也不是長久之計，於是決定住院徹底的治療。

我們會診了整形外科醫師，為他作了傷口的清瘡術，發現有部分的骨頭已經壞死，於是將部份的死骨切除，也證實是因為褥瘡造成慢性骨髓炎，因為是慢性骨髓炎，經過申請，健保局同意給付其高壓氧治療的費用。就在抗生素使用、換藥與高壓氧治療下，傷口癒合得還不錯。

陳先生每次做高壓氧治療的時候，姊姊都會幫他在單人的高壓艙內貼報紙，這樣陳先生就能躺著做治療，又能同時閱讀報章雜誌，感覺這是他的天地，他仰望著艙頂看書，就像在閱讀天書，他覺得這是一種享受。會在這裡面看書，陳先生可以說是第一人，因為我沒有看過其他的病人在裡面看書。絕大多數的人進入高壓氧艙，都會覺得很無聊，不一會兒就睡著了，可見陳先生有很強的求知欲，積極善用時間。有人說：「知識的基礎，必須建立在閱讀上面。」從言談中不難看出陳先生的確是學識豐富。

他的姊姊每天都會煮餐點送來醫院給他吃，他們是屬於經濟較弱勢的家庭，姊姊說：「如果我有一塊錢，我就會把它當作十塊錢來用。」她是一位個性爽朗、刻苦耐勞、勤儉持家的好姊姊。

在病房，姊姊常常用誇張的肢體、言語製造笑話，帶給其他病人、家屬及醫護人員歡笑，很難想像這對經濟困難的姊弟，卻能夠每天嘻嘻哈哈，快樂過生活。例如有一天我去查房，姊姊說：「啊！陳醫師妳有幫我弟弟送件（健保局作高壓氧治療的文件），伊甸也有幫我弟弟送件，大家都在為這個賤人送件。」她的弟弟和整個病房的人聽了都哈哈大笑。

「喂！妳這就不對了，怎麼可以用「賤人」來形容妳弟弟呢？」我知道她在開玩笑，故意回嗆她，看她如何接話。

「我這個『建』是『建樹』的『建』，不是『賤人』的『賤』，妳可不要想歪了哦！」眾人聽了又是一陣狂笑。真是反應很快，幽默逗趣的好姊姊。

即便她剛剛說出賤人的話語，陳先生第一時間也能開懷大笑，可見他們感情深厚默契十足，都知道對方是在製造笑點，沒有輕蔑的意思。陳先生雖然頸椎受傷，行動極其不便，又有深入骨髓的褥瘡，但是陳先生從來不抱怨，每天都是笑容滿面，每次我去查房時，他總是很真誠的微笑說：「陳醫師！非常感恩，感恩陳醫師哦！」

我好奇的問他，為何有這麼高深的ＥＱ，他說：「**知足最大富，平安最幸**

福』，我每天都和菩薩對話，請求菩薩賜予我正面的能量，讓我懂得珍惜與感恩，珍惜我所擁有的一切、感恩照顧我的人、感恩我遇見的人。」可以隱忍身體的不便，關懷他人、娛樂他人，這樣的修養是非常不簡單的，非常令人敬佩。

他回憶受傷後四年的晦澀黑暗期說：「一開始我也是萬念俱灰，因為我有重擔在身，急需賺錢，我不害人，為什麼會被撞成這樣，不僅不能工作養家，還反過來要家人照顧，老天爺對我太不公平了。」這麼嚴重的傷害，生理的不便與心理的痛苦，是筆墨難以形容的。

「後來我覺得我再怎麼氣憤，也無法改變現狀，慢慢的我接受頸椎受傷的事實，我想可能是上天有更重要的任務要我去完成，於是我請求觀世音菩薩，請祂賜給我智慧，讓我有能力撫慰受創的病友，讓我有勇氣在眾人面前演講，讓我可以為這個社會付出一點心力。現在的我，很感恩、很快樂。」真佩服他的智慧，這和孟子說的：「天將降大任於斯人也，必先苦其心志，勞其筋骨……曾益其所不能。」有相同的道理。只是如此重大的傷害，要轉變心境實在是極不容易。

前些年，我也照顧過一位頸椎受傷的年輕人，儘管他的父母、兄姊都非常的疼愛他，想盡辦法滿足他，但這個年輕人彷彿天下人都負他，每天擺著一張臭臉，自暴自棄、怨天尤人、隨意發脾氣，家人特地為他準備的營養餐點，也常被他批評得一文不值，還要重新改買他指定的食物。

同樣是頸椎受傷，陳先生還有惱人的褥瘡，但是他樂觀面對、甘之如飴，有的人卻是終日臥床自怨自艾、任意怒斥關心他的人。頸椎受傷是非常辛苦的，照顧他的人也很辛苦。命運捉弄造成癱瘓，這是無法改變的事實，如果能用感恩的心回饋給照顧他的人，相信日子會好過得多，否則照顧者，久而久之也會失去耐性，惡性循環之下結局更加令人心痛。

和陳先生的對話，讓我想起一部電影《雨果的冒險》，片中的小男主角雨果因為父親驟逝，讓他的生活一瞬間從天堂掉到地獄，從此每天過著飢餓、驚悚與危機四伏的日子，但他從不放棄希望。

有一天晚上，小女主角伊莎貝爾懷疑起自己存在的價值，雨果陪她站在高聳的鐘樓上遠眺，眼前是一望無際的夜空與醒目的巴黎鐵塔，雨果說：「我常想像這世界是一部精密的大機器，機器從來不會有多餘的零件，機器的零件總數是精準的，如果這世界是一部大機器，我一定不是多餘的，我一定有我存在的意義。」天生我材必有用，多麼正向的思考！就像陳永祥先生現在的思維，太棒了。

我給這對樂天情深的姊弟按一千個讚，他們是病房的開心果，也是上天派來人世間，教育我們這一群生在福中的人，要我們好好珍惜與感恩目前所擁有的一切，感謝這對姊弟帶給我生命中很大的讚嘆，我衷心的祝福他們。

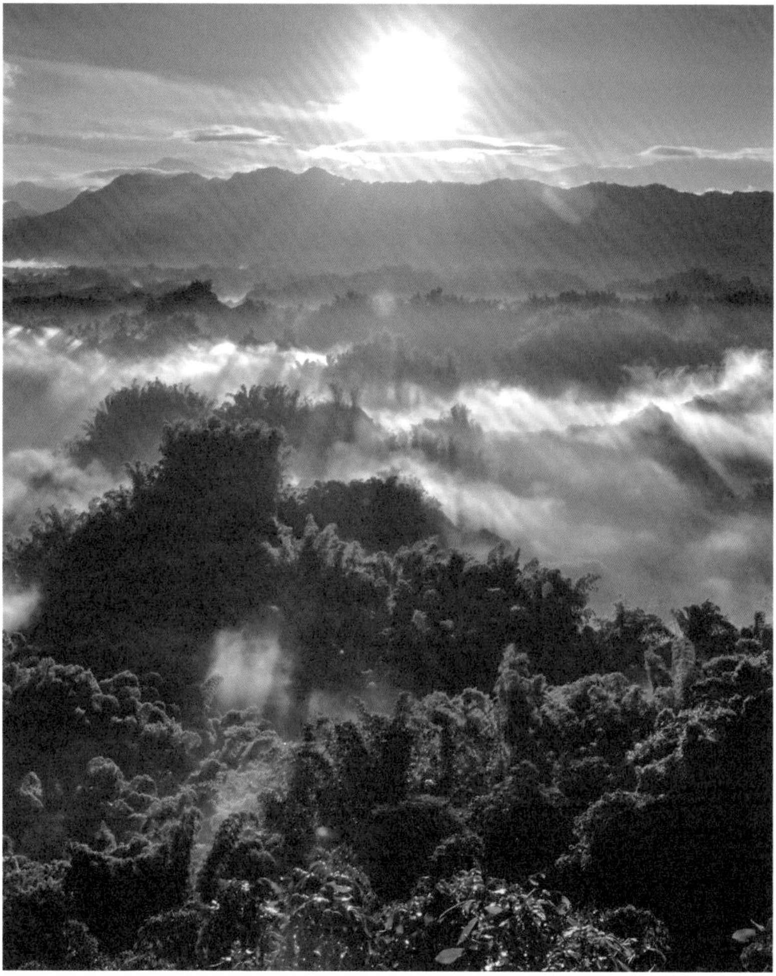

懂得關懷與回饋，
生活更知足充實，
施比受更有福呀！

懷念的戲劇大師與水車村

同樣是生命的告別式，同樣是面對死亡，一代戲劇大師與黑澤明，以正面、希望、歡樂的心情來應對，而我們要用什麼樣的心態來面對呢？

戲劇大師李國修先生，製作出很多部膾炙人口的經典作品，是一位不藏私又樂於教學的好藝人、好老師，他於二〇一三年七月二日凌晨去世，這個消息讓廣大喜愛他作品的群眾萬分不捨。這位偉大的藝人，錄下遺言說：「感謝所有朋友與戲迷，對我與家人以及屏風表演班的支持，在我的人生舞台上，這是我最後一次謝幕，在那裡，我會認真修行我的編導演，開門，上台，演戲。」

李大師的告別式於花博公園舞蝶館舉行，藝文、戲劇界、影劇圈友人及戲迷、粉絲共同送國修大師最後一程。他臨終前特別交代屏風表演班的成員，要穿著喜氣的紅色制服，以歡樂的氣氛歡送他，並要主持人曾國城負責逗樂觀眾。

這異於凡人的告別式，帶給社會不小的震撼，也讓我想起小時候記憶中的喪禮，以及長大後看過一部黑澤明的電影《夢》，其中的第八個夢——〈水車村〉。

記得在民國六十幾年，我還是小學一、二年級的學生，那時候有一位同學的阿公過世了，他是我們鎮上鼎鼎大名的士紳，非常有錢，他的孩子們也都很有成就。那個喪禮非常隆重，且喪葬隊伍非常盛大，有十幾個人抬著棺木，棺木上面鋪著特殊華麗的布料，不僅敲大鑼、吹嗩吶，後面還有很多組排列整齊的樂隊，沿途鑼鼓喧天聲勢浩大，引來群眾路旁圍觀。每一組樂隊的後面都跟隨著一批送葬的人，從喪服的樣式可以區分出他們的親等關係，有兒子、媳婦、女兒、女婿、孫子、外孫、親戚、姻親、鄰居、友人……，所有的人都是用步行的，整個出殯隊伍綿延數百公尺。這是一個異常盛大的生命告別式，讓年幼的我印象極為深刻，也對死亡產生無比的敬畏。

長大後在民國七、八十年，黑澤明的一部電影《夢》，其中第八個夢——〈水車村〉，也讓我記憶猶新。這部電影描述一位年輕的背包客，意外的來到一個陌生的村莊，這裡的草木生氣盎然，路旁開滿多種色彩繽紛的野花，萬紫千紅美不勝收，彷彿仙境般的世外桃源。

有一群活潑可愛的小朋友，不約而同的逐一摘取路旁的野花，經過小橋時，將花輕輕的放在橋頭的大石上。背包客沿著繁花盛開的溪旁小路走著，欣賞這如詩如畫的美景，他遇見了一位頭戴斗笠純樸和藹的老公公，這位老公公留著白白的鬍子，悠閒的坐在小溪旁修編水車，背包客好奇的詢問老公公這裡的地名，以及野花放在石頭上的原由。

老公公回答說：「這個村莊沒有名稱，有人稱它水車村。」多麼美妙的地方，連地名都可以很自在。

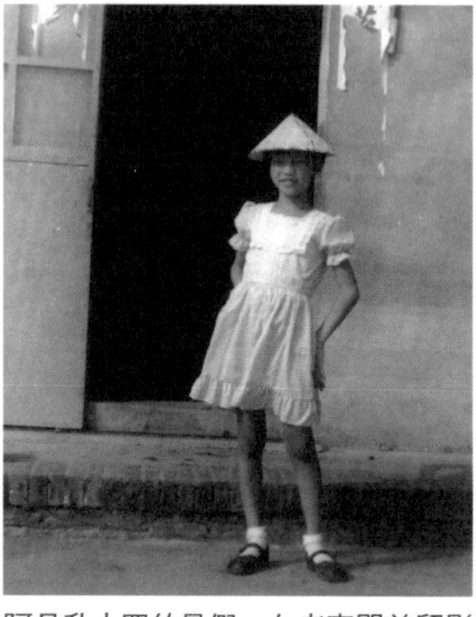
阿丹升小四的暑假，在老家門前留影

「將野花放在橋頭的大石上，是因為很久很久以前，有個外地來的流浪漢死在這個橋頭，村人看他可憐，就合力將他葬在橋頭的大石下，當時村人經過時會獻上鮮花，給予祝福，後來就變成了習慣，大家經過這裡都會隨手採下路旁的鮮花，放在大石頭上。」多麼善良的村人呀！

老公接著又說：**「現代的人們太習慣安逸的日子，凡事講求便利，反而失去很多美好的事物。很多人總以為日新月異的科技能改善這個世界，殊不知已讓人類一步一步的走向滅亡，因為科技帶來的污染，不僅染污了空氣和水，也染污了人們的心靈。」**

「把真正的好東西棄之如敝屣，夜晚本來就應該很黑，為什麼要用電燈搞得和白天一樣亮？我不喜歡恍如白天的夜空，這樣就看不到滿天璀璨的星星。」是啊！童年時我的故鄉——苗栗苑裡大安溪畔，晴天的夜晚總是特別的美，天空掛滿無數晶亮的星星，忽明忽暗的螢火蟲有的隨處飛舞、有的成群停在草叢上，就像會發光的鑽石綴滿草木。清涼舒爽的空氣，大人們聚在庭院泡茶聊天，小孩子們嘻笑、玩遊戲，有時還可以看到又大又亮的流星劃破天際，剎那耀眼的光芒令人驚嘆，真的好美哦！

老公公說：「我今年一百零三歲了，活著真好，人生真精采。」這天恰巧是老公公的初戀情人出殯的日子，她今年九十九歲了，雖然她年輕時琵琶別抱傷透了老公公的心，但現在的他，心中早已沒有芥蒂，他放下手中的工作，慎重的換上了橘紅色的服裝，戴上點綴著紅花的帽子，一手拿著杜鵑花，一手拿著搖鈴，歡欣鼓舞的加入送殯的行列，並且引領著隊伍歡樂的前進。

這裡的村人們過著返璞歸真的日子，每個人都很長壽。長者去世了，全村的老老少少，為了感謝長者一生的辛勞奉獻，大家都會穿上華麗的服飾，孩童們提著裝滿花瓣的花籃，走在隊伍的前面，沿途邊唱歌邊撒花瓣，大人們一手持樂器，一手持鮮花，跟著節拍又唱又跳，興高采烈得就像是在辦一場歡樂的嘉年華會，共同歡送、祝福長者功德圓滿、回歸自然。

這個夢境中的葬禮傳達了對死亡的喜悅與敬重，和李國修先生的喪禮所要傳達的理念相通。與我們傳統的悲傷、莊嚴截然不同。**同樣是生命的告別式，同樣是面對死亡，一代戲劇大師李國修與黑澤明以正面、希望、歡愉的心境來應對，**

而我們要用什麼樣的心態來面對呢？

李國修先生說：「我的父親告訴我：『人，一輩子能做好一件事情就功德圓滿了！』」，我認為李大師不僅在戲劇上成就非凡、人生功德圓滿，他獨特的生命告別式，也帶給社會大眾很大的啟示，同樣是功德圓滿。

祝福這位令人懷念的戲劇大師，在另一個世界擁有他熱愛的戲劇與戲迷，繼續「編導演，開門、上台、演戲」。

第二章

醫療不是萬能，因為生命有極限

心有不甘的兒子和痛苦的老爸

這位老伯伯語重心長的說：「這些孩子就是不聽勸，不願放手，以為他們的老爸會醒來，我不知道這些孩子算是孝子還是不孝子？

有一位六十幾歲的先生，太太在年輕時就過世了，他獨自含辛茹苦的帶大幾個孩子，晚年因為糖尿病沒有控制好，以致於腎臟衰竭，洗腎（即透析治療）也已經有好多年了。有一天病人因血壓下降，先住進宜蘭的某家醫院，因為家屬和醫生的醫療理念不同，家屬就將他轉到台北的某家醫學中心。

在醫學中心的某一次洗腎過程中，他突然心跳停止，雖然立刻被急救恢復心跳，但從此沒有醒過來。醫生幫他安排了很多的檢查，後來證實是缺氧性腦病變，而且洗腎用的人工血管也塞住了。主治醫師認為病人不應該再去做血栓的去除術，因為這對病情毫無幫助，還會增加死亡的風險。病人在醫學中心使用呼吸器一段時間後，轉回宜蘭的一家長期呼吸器依賴病房。

呼吸治療師說：「病人好可憐哦！都已經意識不清了，用了呼吸器還要洗腎，一個星期洗三次，血管都栓塞了，不知道現在暫時使用的這個洗腎導管還能撐多久？」

一位護理師私下透露，因為栓塞導致病人的右手腫脹，接著就是持續發燒，他的小兒子不願接受父親意識不清的事實，為此特地花了一大筆錢，請某宗教人士為父親作法，宗教人士也信誓旦旦的說：「只要作法，你的爸爸就一定可以醒過來。」問題是錢已經花了，法會也作了，但是病人卻依然昏迷不醒，因此病人的小兒子非常不甘願，覺得自己信奉這個宗教這麼多年，也捐了很多錢，為什麼教主都沒有聽到他的呼喚？他轉而對醫師提出許多無理的要求，甚至威脅說如果他的父親死在這，他就要告這家醫院和這位主治醫師。

在台灣醫護人員相對是弱勢的，遇到這種不可理喻的家屬時，心裡一定很不是滋味，除了懊惱，也沒有其他辦法。

因為栓塞持續發燒，病人就被轉到我們醫院。外科醫師為他作了栓塞移除，再送回原來的那家呼吸照護病房，可是沒幾天又產生新的栓塞且再度發燒，病人呈現呼吸困難、敗血性休克，再度送來我們醫院，這次是由我主治，我多次和家屬溝通，小兒子卻堅信父親一定會醒來。

病人的病情是每況愈下，我決定再和家屬會談一次，我要求病人的每個孩子都要參與，很幸運的這次病人的兄長也來了，這位老伯伯語重心長的說：「這些孩子就是不聽勸，不願放手，以為他們的老爸會醒來，我不知道這些孩子算是孝子還是不孝子？每個醫師，就連外國來的醫師也說這個人沒救了，但他們還是不聽，害他們的老爸全身腫成這樣，這麼痛苦，真是可憐哦！」

老伯伯說完，孩子們並沒有反駁，我接著告訴他們：「平常人身體一點點小傷口腫脹發燒，就會很不舒服，爸爸的痛覺神經還在，只是無法表達，腫得這麼嚴重，他的痛苦是我們無法想像的；爸爸這樣的病情，他是不可能再醒來，血栓發燒也會不斷的產生，不斷的困擾他，而且隨時都可能往生，希望你們要有心理準備。當發生心跳停止時，做急救按壓、電擊，都不能使病人醒來，只會增加痛苦，希望你們能簽病危不急救的同意書，不要讓爸爸多受這些苦。」孩子們聽了之後，當場就簽了不急救同意書。

第二天週末輪到我值班，有家屬在場的，我都按照慣例逐一向每一床的家屬做病情告知。當我走到這個病床還沒開口，病人的小兒子馬上說：「陳醫師！妳當班的時候，病人好像都比較不好哦！」

俗話說：「良言一句三冬暖，惡語傷人六月寒。」聽到他不懷好意的言語，當下我還真的有點錯愕：「請問你這是什麼意思？」

小兒子說：「咦！我看到妳跟每一床病人家屬講的，都好像告訴他們情況不好耶！是不是妳當班，病人都比較不好？」

我嚴正的回答：「會住進加護病房的，都是病情緊急的病人，有的可以救治，有的是無法救治的，作為一個醫師本來就應該要老老實實的告訴家屬，目前病人的真實病情，較危急的當然也要說明，讓家屬有心理準備，我陳醫師一向盡心盡力、實話實說從不隱瞞，並不是我當班病人情況就比較差，希望你也能尊重我。」

家屬好像了解我的意思，我接著和緩的說：「您的父親就要回天上去了，其實可以用一點嗎啡、一點鎮靜劑，讓他比較不喘及減輕痛苦，我知道您的父親有特別的宗教信仰，在臨終前，你們可以帶一些宗教音樂放給他聽、陪伴他、撫慰他，讓他比較不會恐慌，走得也比較安詳。」

當日下午有人告訴我，他的小兒子回去原來的呼吸照護病房，向醫療人員抱怨說：「陳秀丹醫師每次講病情，都講得那麼嚴重，好像我爸爸真的不行了。」

護理師說：「其實陳醫師人滿好的，她都到處去演講，宣揚善終的理念。」他就像是抓到辮子般得意的說：「到處演講？好！哪天被我知道她到哪家醫院演講，我一定要去鬧場。」

護理師說：「陳醫師人真的很好，是你自己想不開，你的哥哥們也都認為爸爸這樣硬撐是受苦的，只有你堅持要急救，因為你花了大把金錢，爸爸卻沒有醒來，所以你心有不甘，你是不甘心那個錢，還是不甘心你所信仰的宗教讓你失望？你不要這樣，遇到陳醫師算是你們的福氣，不然你爸爸會更痛苦，請不要對陳醫師不禮貌。」

聽到這樣的訊息，當天晚上的會客我就沒找他的兒子談，隔天星期日我還是不找他們談，因為我真心為他們好，認真的分析病情，反而被他惡意曲解，「拿自己的熱臉去貼人家的冷屁股」，做人實在沒有必要做得這麼窩囊，大家都是平等的，應該互相尊重。

星期一病人的情況越來越差，他們也終於決定依照我之前的建議，不要讓爸爸更加受苦。這位爸爸所受的苦，事實上都是為了延長生命所造成的，美國的胸腔醫學會，在很多年以前就已經明白公告希望會員共同遵守：「對病人沒有實質效益的醫療，醫師必須斷然拒絕」。而美國腎臟醫學協會也曾公告會員，終止長期洗腎病人的時機，像這位病人，就是屬於該終止洗腎的病人。（詳見附錄一）

在台灣我們卻做那麼多無效並且折磨病人的醫療，像這位爸爸已經走到了人生的盡頭，意識不清還要被插管、被洗腎，這些處置都是不應該的。病人歷經了四所醫院，每位醫師都勸家屬不要再折磨病人了，明知道醫療對病人無益，醫師卻也還得繼續配合家屬做無效的醫療，這是違背醫療倫理的。折騰了這麼多個月，這位心有不甘的兒子，最後總算是放下希望爸爸還活著的執著，願意讓爸爸好走。

有些家屬因為捨不得病人死，就要求醫生一定要讓病人起死回生，而健保局也常扮演好人，家屬去投訴，健保局就發文給醫院，造成醫院與醫師額外的壓力。我們的政府官員應該要好好的思考，什麼樣的健保給付才是合理，才能真正保護我們的病人。就像這位病人，因為家屬的要求，而多受苦了幾個月，健保白花了好幾百萬元，人民繳的健保費、所得稅，竟成了最大幫凶。

真希望我們的醫界，有一天能像先進國家的醫師一樣，當家屬要求做無效的醫療時，醫師能夠斷然拒絕，而不會有不必要的壓力與痛苦。

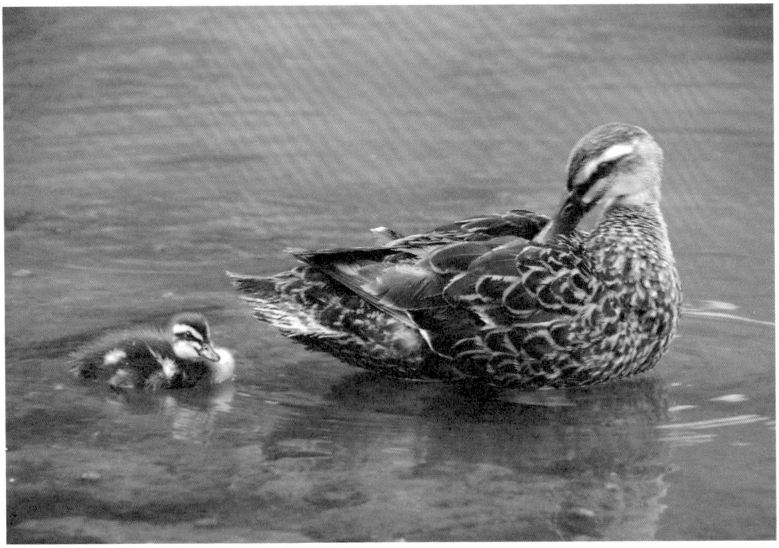

生命的意義不在於時間的長短，
而在於內容是否豐富。
真正的愛，是要為對方著想！

悔恨交加，走不出傷痛的家屬

生命有極限，醫療也有極限，
儘管他的兒子之中有一位是醫師，
但再怎麼樣的關心、再怎麼樣的治療，生命還是會終止的。

有一天門診，有位老爺爺被一位中年人推進診間，老爺爺是第一次來看我的門診，所以對他並不熟悉，陪同前來的是他的小兒子。老爺爺的呼吸顯得很急促，就算沒有使用聽診器，肺部的痰音也可以很清楚的聽到，我用經皮血氧飽和度測試儀為他做測試，發現老爺爺的血氧飽和度不到百分之九十，這樣的數據顯示他是缺氧的。從病歷中知道，老爺爺是一位肝癌患者，而且癌細胞已經轉移到肝的另一部位，是一位癌症末期病人。我告訴隨行的中年人：「您的父親情況不太好，應該是需要住院。」

「我要打電話問我的哥哥才能做決定，我哥哥也是一位醫師。」這位先生電話撥通，簡短的交談後就將手機交給我，表示他的哥哥要直接和我談。

「我爸爸不要住院！」患者的大兒子說。

「因為你父親缺氧，不住院會有立即的危險哦！」（這是七、八年前的案例，當時我對安寧居家照顧了解不夠深，醫院也尚未設立安寧病房，若是近幾年，遇到類似的案例，我會鼓勵家屬讓病人住安寧病房，或讓病人回家接受安寧居家療護，避免臨終病人遭遇太多醫療迫害。）「哦！好吧，那叫我的弟弟聽。」我將手機交還給患者的小兒子。

經過他們兄弟的討論後決定要住院，因為這是一位高齡八十一歲的老爺爺，又是一位癌末患者，我告訴患者的小兒子說：「您的父親年紀很大了，又有肝癌，如果呼吸衰竭，千萬不要插管急救，因為那樣只是多受罪，身體是不會好轉的。末期的病人最好是盡量讓他舒適，以減少他的痛苦為主。」當天的晚上，老爺爺的情況果真惡化，因為家屬還在猶豫治療的方式，我只好先為他戴上非侵入性的呼吸器，之後才離開病房回宿舍休息。

「**棚頂做到流汗，棚腳嫌到流涎。**」半夜兩點住院醫師飽受委屈的打來電話：「老師！家屬很不理解，我們好心為老人家使用面罩式的呼吸器，他的兒子卻怪我們害他的爸爸不舒服，要我們拿掉，還不斷的質問，抽血檢查已經過了幾個小時了，怎麼報告還沒有出來。我告訴他們有些細菌培養沒那麼快，有的甚至要等個幾天，家屬還是很不理解，現在我們要如何處理比較好？」

原來是面罩式的呼吸器讓這位老爺爺很不舒服，用了沒多久就開始排斥和掙扎，家屬見了非常生氣，態度很不友善，甚至怒罵住院醫師。

「奇怪，我先前已經和一位在場的家屬談過使用非侵入性呼吸器會遇到的情境，家屬也同意使用，現在怎麼會這樣呢？沒關係，呼吸器要拿掉也可以，我們只要請家屬簽不急救同意書就好了，我現在就過去和家屬談。」掛掉電話，我即刻至病房跟家屬溝通。

「您的父親住在這，我們會盡心盡力的照顧他，有一些檢查報告可以很快出來，有的檢體要經過細菌培養，那要花上幾天的時間。您的父親覺得面罩式呼吸器不舒服，我們就拿掉。有痰的時候，我們會盡量幫他拍痰、抽痰，但抽不到也不能太勉強，因為抽痰也會很不舒服。」從言談中我感覺到這群家屬對病人很關心，但對主治醫師以外的醫護人員卻很不友善。

第二天，病人的情況有好一點點，家屬自己找來了其他科別的醫師，要求我們一起會診，也希望我們能使用放射線治療肝癌，家屬這樣的要求，我認為對病人只有壞處，沒有好處，因為病人已經八十幾歲了，很多器官都衰退了，現在肺炎而且瀕臨呼吸衰竭，又罹患帕金森氏症，更是癌末患者，實在不適合再做這些放射性的醫療，而且放射性治療也不是這種癌症的首選。

家屬認為我們對病人的治療不夠積極，經過解釋他們表面也同意了，不料卻私下運用其特殊的人脈關係，很多階層的關說紛湧而至，也引起當時的院方高層前來關注：「阿丹！這個病人年紀這麼大了，身體狀況也不行了，妳就勸勸家屬不要再折騰老人家了，讓他好好走吧！」

幾天之後，長官再次關切：「這些家屬太積極了哦！這樣只會讓老人家更痛苦哦，阿丹！勸勸家屬吧！」

「我已經勸過了，希望他們饒了老父親，不要再折磨他了，但是家屬聽不下去呀！」類似的話我回過好幾次。

記得初入院時，要求不能讓父親痛苦，連幫這位病人使用較不痛苦的非侵入性呼吸器，家屬都大聲咆哮，認為我們讓老人家受苦，現在卻反過來要求我們，做很多只會增加病人痛苦的侵入性治療，甚至要求必要時要插管急救，而插氣管內管這種侵入性處置所帶來的痛苦比使用面罩式的多了好幾倍。

不想用面罩式呼吸器，隨時都可以取下來，讓臉部休息一下，但氣管內管一插上去，就無法說話，而且因為進食困難，會被插上鼻胃管灌食，這種苦是痛入骨底的。家屬還說，萬一呼吸器拿不掉要做氣切，態度一百八十度的轉變，真是令人瞠目結舌、匪夷所思。

這位病人後來呼吸衰竭，插上氣管內管後進入加護病房治療，二十一天後轉到呼吸照護加護病房，後來也做了氣切，對這位風燭殘年的老人家來說，這些都是極其恐怖殘忍的處置，簡直就是酷刑。

這段期間，也有老爺爺的老朋友們前來探望，對這樣的治療，朋友們也都頻頻搖頭嘆息。有一位老先生說：「唉！我這個老朋友是很有名望的人，現在雙手卻被綁得像犯人，實在是冤枉哦！」

我藉這個機會請他們勸勸病人的家屬，停止這些殘忍的醫療。

有一位老鄰居表示：「沒有用啦！都勸過了，他們就是要拚拚看啦！雖然我和他們相處了幾十年，但這件事他們就是不肯聽我的。」

有一位老朋友私下透露，這位老病人是富商，花很多的錢栽培這些孩子，拿錢給他們唸書、開公司，孩子們都在外地及國外發展，孩子們也很爭氣、很有成就，但是都很少回來，這麼多年來，出國的出國，在外地的在外地，很少有時

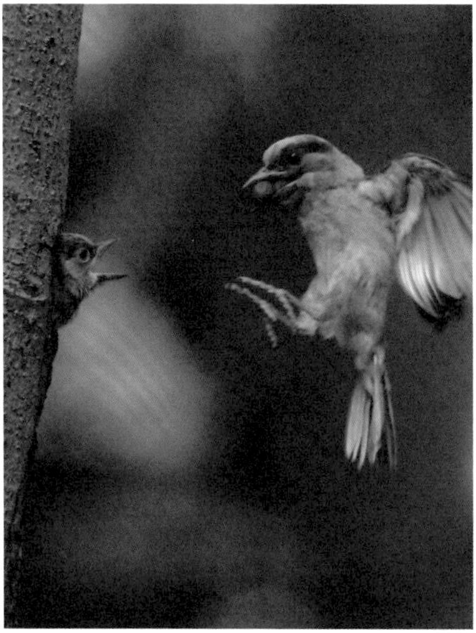

間陪伴年邁的雙親。這次老父親病重住院了，他們驚覺虧欠父親太多，想要好好彌補心中的愧疚，認為讓老父親多活一天，就能多孝順父親一天，所以怎麼勸都沒有用，連他們的母親勸說也沒有用，還因此鬧得很不愉快。這半年來，無論病人換到哪個病房，家屬總會派人二十四小時在病房外面輪流守候，有的時候是安靜的看書，有的時候是低頭使用筆電，看得出這些孩子對病人是極為關心的。

就這樣加護病房、呼吸照護病房、一般病房轉來轉去，折騰了半年多，後來腎臟壞了，小便解不出來了，家屬還要求洗腎，洗了幾次以後，有一次洗腎時，病人忽然心跳停止了，這些孩子居然還堅持要急救，幫忙急救的醫生、護理師事後表示病人鼻青臉腫、七孔流血、肋骨斷了好幾根，簡直是面目全非、慘不忍睹。看著末期病人這麼痛苦，醫護人員是很不忍的，家屬看到這樣的慘狀，想必也悲痛至極。

事隔多年，輾轉聽說病人的孩子仍然無法走出傷痛，他們的母親也不能諒解這些孩子對父親主張的殘暴醫療，一家人還籠罩在這個陰影中。

「樹欲靜而風不止，子欲養而親不待」，生命有極限，醫療也有極限，儘管

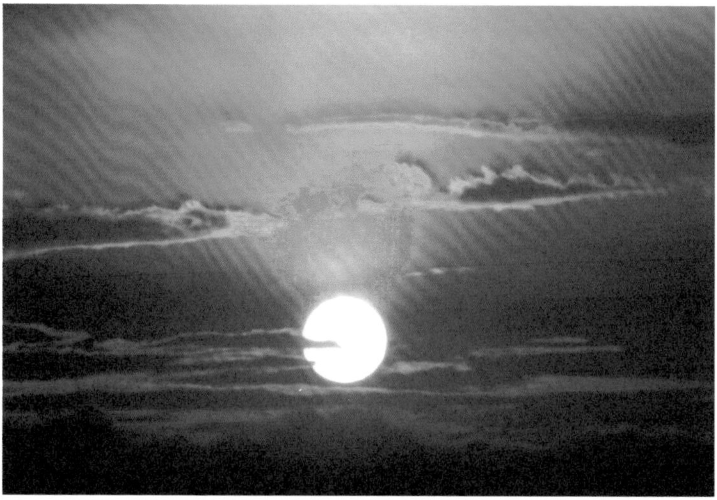

他的兒子之中有一位是醫師，但再怎麼樣的關心、再怎麼樣的治療，生命還是會終止的。很希望這群孩子們能坦然的面對，早日走出傷痛。逝者已矣，來者可追，記取這次慘痛的教訓，好好孝順還在人間的母親。同時也將他父親痛苦的經歷傳達給周遭親朋好友知道，讓親友都不要重蹈覆轍。

孝順要及時，大限來時放手也要及時，才能避免日後的悔恨。如果這些家屬真能做到這樣的話，這也是一種救贖，老父親所受的苦也才有價值。

是愛還是殘忍？

醫療的目的是在增進病人健康或減輕其痛苦，
一旦這個目標無法達成，醫療的正當性就隨之消失，
這時維生設備的撤除並不違法，也不會違反醫療倫理。

有一位老阿嬤罹患了膽管癌，在台北某醫學中心被宣判為末期患者，主治醫師建議她回家鄉接受緩和醫療，就在出院回到宜蘭的第二天，走路時不慎跌倒，導致顱內出血昏迷，當她被送來急診室的時候，神經外科的醫師向家屬分析手術的利弊得失，醫師其實是不主張手術的，但在家屬的強烈要求之下，老阿嬤被送進開刀房，成功的取出血塊，腦部也恢復一小部份功能，就是可以點頭、搖頭，但是手腳不能動，呼吸也有困難，必須靠呼吸器維持生命。一個星期之後，肚子

的腹水開始增加了。

老阿嬤有一位孫子是醫護人員，很可惜這位具有醫療背景的孫子，並沒有為老阿嬤帶來更舒適的末期生活品質，相反的，這位孫子的醫療常識用錯對象了，他肩負整個家族很多長輩的期待，扮起要求醫療團隊做事的窗口，每當看到老阿嬤腹水增加，他就會要求醫師為老阿嬤抽腹水，也不時要求醫師為老阿嬤做一大堆無實質意義，卻會增加疼痛的處置。加護病房的醫師、醫療人員基於同事的情誼，特地去和他溝通，但這位固執的孫子，任由眾人的勸說，仍然不為所動，使大家無功而返，老阿嬤在加護病房住了三個星期以後，被轉送到呼吸照護加護病房，幾天之後老阿嬤過世了。

照顧過這位老阿嬤的醫師、護理師、治療師都為她這幾個星期的痛苦折磨，深表不忍與疼惜，也引起一些議論，有一位同仁去問這位孫子：「你後悔為你阿嬤所做的處置嗎？」

「我們盡力了，我們盡力了就沒有後悔。」沒想到會得到這麼頑固的答案，真的是不可思議。

老阿嬤已經是膽管癌末期，不久就會死亡，但過程卻會令病人痛苦不堪。她的生命將要來到盡頭，台北的醫學中心才會建議她回故鄉接受緩和醫療，目的就是要她較無痛苦，可以心平氣和的規劃後事，沒料到這位具有醫療背景的孫子，卻讓老阿嬤死前吃盡苦頭。

以一個專業的醫療角度來看，老阿嬤之所以會跌倒，是因為癌末導致她身體虛弱；這種情況下顱內出血是不用開刀的，因為她本來就是癌末將要離世的人，開這個刀並不會讓膽管癌變好。腹腔之所以會有水，是因為癌症持續惡化，不斷的腹膜抽水也不能終止癌細胞持續擴散。腹水抽了還是會再生成，而且生成的速度會更快，腹腔的腹水其實含有蛋白質，不停的抽腹水，蛋白質會流失。

有很多的癌症到了末期都會產生腹水，如果預期這個病人還可以存活一段時間，腹脹很不舒服時可以稍微抽一點，讓腹部壓力小一點，不會那麼脹就好了。如果生命就要終止了，就沒有必要去抽腹水，因為抽腹水這個動作會增加病人的痛苦，也會增加感染的風險，何苦害病人白白受苦呢？

事後這個孫子說：「我知道末期的醫療對阿嬤是沒有幫助的，但是因為家中還有其他的長輩，他們要求一定要急救到最後一秒鐘，所以我只好盡一切的可能延長她的生命。」

這類令人搥胸頓足的無效醫療，在台灣的醫院不斷上演著，可憐的是躺在病床上的患者，如果這位有醫療背景的孫子，認真去探討腹水生成的原因，深思醫療的真正目的是什麼，末期病人最需要的東西是什麼，那麼老阿嬤就不必白挨一刀，不必頭髮被剃光，不再多受這幾個星期的苦了。

英國醫學會在很多年以前，就向其會員醫師慎重的公告：「**醫療的目的是在增進病人健康或減輕其痛苦，一旦這個目標無法達成，醫療的正當性就隨之消失，這時維生設備的撤除並不違法，也不會違反醫療倫理。**」這個癌末患者，腦內出血的刀是不必開的，如果不開這個刀，病人也不用飽受數週的苦；即便開了刀，當老阿嬤無法自行呼吸時，維生設備也該撤除，這才是有良知的醫師和真心愛阿嬤的家屬該做的事。

尚書洪範提到人生五福：「一曰壽、二曰富、三曰康寧、四曰攸好德、五曰考終命」，也就是「長壽、富貴、康寧、好德、善終」；自古以來，善終一直是被人們所期待，也是福氣的象徵。

請讓我們的長輩保有善終！家是最熟悉也是最溫暖的地方，如果環境允許，請讓無法救治的長輩在家中安享生命的餘暉，在家人守候下自然往生，如此較能撫慰臨終者的心靈。

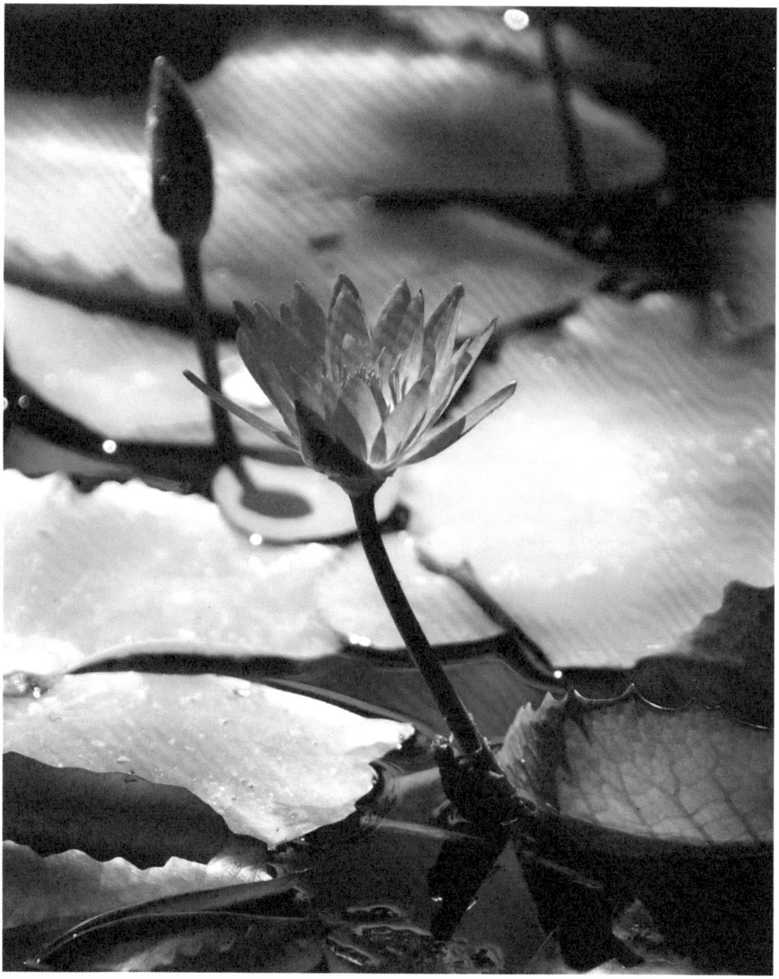

放下不是放棄，
而是出自大愛的體悟，
「善終」是最大的禮物與祝福！

離情依依，親情難捨的患者

做為父親的掌上明珠，
千萬不要讓愛妳的人承受劇痛！
很不幸的，我們常以最殘忍的方式來對待最疼惜我們的人。

有一天中午正準備用餐，聽到護理長有些激動與無奈的和護理師們對話，有一位前天才轉到呼吸照護加護病房的家屬，要求再將病人轉回加護病房。我仔細詢問了一下，原來是一位癌症患者，他才五十五歲，癌細胞卻已經到處轉移，肺部也被侵犯了，這麼年輕就要離開人世，面對這個殘酷的事實，病人和家屬的心理一定都很難承受。

起初病人是在北部的醫學中心治療，一段時間之後，醫師告訴家屬：「這已經是癌症末期，不必再到醫學中心，就近治療就可以了。」這次是因為呼吸喘，被送到我們醫院，急診室的醫師問病人是否要接受氣管內管插管，他表明要插管，可是插上管子之後，那種痛苦讓他無法忍受，他開始後悔插管的決定，雖然已經知道自己活不久了，但心理還是很抗拒死亡的到來。

病人患有上腔靜脈阻塞，家屬和醫師會談之後，醫師幫他裝了一個血管支架，好讓這條靜脈血管比較通暢，但幫這位癌末患者裝上這個支架，其實也改變不了他就要死亡的事實。

病人住在加護病房的期限滿了，家屬又希望病人繼續使用呼吸器，因此病人被轉到呼吸照護加護病房。主治醫師原以為他的家屬會常來探望，陪伴病人度過生命的最後幾天，所以好心的安排他住在單人房，如此可以比較自在，不用擔心家人的陪伴會影響到其他的病人。

當他被轉到這個呼吸照護病房時，他表現出極為恐慌的樣子，他的恐慌可能來自對這個陌生環境的恐懼，也可能是單人房讓他覺得孤單，為了讓他能早點適應這個病床，醫師很貼心的多加了嗎啡和鎮靜劑，希望病人在第一個晚上就能睡得比較安穩。

第二天這個病人顯得非常的躁動不安，他向主治醫師表示他要轉回加護病房，他認為住在這裏他一定會死掉，家屬也非常的擔心，雖然主治醫師告訴他們轉回加護病房有困難，但他們仍然強烈的主張要搬回，並且要求主治醫師要幫病人圓這個夢，也就是不要死在這個呼吸照護病房。

醫師和護理長之所以反對病人再搬回原來的加護病房是有原因的，因為一來對他的病情沒有幫助，二來以目前的健保給付制度，這樣的情境不符合轉回加護病房的條件，再來他的癌細胞多處轉移，也侵犯到骨頭，搬動身體、更動樓層對病人來講，都是一種痛苦。

我了解事情的始末後，主動打電話給病人的主治醫師，作了初步的溝通後，護理長說：「阿丹醫師！那就麻煩妳來講一下吧！我們真的也很為難。」於是我放下餐盒，跟著護理長來到這個病房前，看到家屬們都站在外面的休息區，這是一個大家庭，病人的老爸爸、老媽媽、兄弟姊妹，還有二個兒子、媳婦及女兒、女婿都在這，可見家屬們都很關心病人，我請他們先坐下來，我問他們對病人的病情了解有多少？

病人的兒子說：「醫生！剛才主治醫師已經告訴我們了，我們就直話直說好了。」

「哦？那請問您們的了解是什麼？」

「主治醫師說這兩三天是關鍵。」兒子回答。

「是什麼樣的關鍵，關鍵是什麼意思？」家屬沒有回答，我繼續說：「病人就要往生了，主治醫師所謂的關鍵，其實就是他就要走了，就我所知，他也知道自己就要往生了。」家屬更加沉默。

我接著又說：「事實上，這樣的病情在歐美國家、紐西蘭和澳洲，絕對不會被插管的，也絕對不會住進加護病房。我們今天所要拚的不是多留他一天、兩天，而是希望讓病人能比較沒有痛苦，好好的走。」我看到老媽媽流著眼淚，點了點頭。

老媽媽哀傷的說：「到這個地步，不要痛苦就好了。」正是一位慈祥的媽媽，面對兒子的苦難所發出的熱切希望。

病人的女兒有些激動的說：「醫生！可是我的爸爸，就一直表示他要轉回加護病房啊！」

「人生其實有非常多的無奈，有很多事情不是操之在我們自己的手上，就好像妳的父親，這麼年輕就得了這個病，也不是他能操控的，對不對？」家屬同意我的話，落寞的點點頭，我接著說：「醫院不是旅館，旅館妳住不慣可以換別家，醫院就要配合健保局的規定，而且妳的父親現在的情況轉回加護病房，對他來說一點好處也沒有，因為癌細胞已轉移到很多骨頭，搬動就會更加疼痛。他想要轉回原先的病房，是因為他來到這個陌生的環境，又是單人房，他會覺得孤單，會有空間恐懼感。他插著氣管內管很不舒服，如果他要求拔管，其實也是可以的。」大多數的家屬認同我的說法，紛紛表示只要病人舒服就好。

「病人住在醫院，雖然你們不能二十四小時都在這陪伴，但我相信你們的心都是懸在這裡的。」我真的可以體會這種心情，因為我也是過來人。

「他痛苦，我們比他更痛苦。」老媽媽泣不成聲的說。

女兒說：「那妳去跟我爸爸說，看他要不要繼續留在這。」她覺得由我開口可能比較恰當。

「好！我會進去和他溝通，也希望您們一起進來聽。」說完，我們就一起進入病房。

「先生！我是陳醫師，現在有沒有哪裡不舒服呢？」病人指著他的氣管內管。

「您到這裡一定很害怕喔！」病人點點頭。

我接著問他：「您有看到什麼嗎？」病人搖搖頭。我的意思是有沒有看到一些我們看不見的東西。

「有聽到比較奇怪的聲音嗎？」病人點點頭。

「您很害怕死亡嗎？」病人再次點頭。

看到老媽媽手上戴著一串佛珠，我彎下身撫著病人的手，輕聲委婉的告訴他：「您不要害怕！每個人都會走上這一條路，請您心裡唸著觀世音菩薩、唸著阿彌陀佛！就好像您平常在拜拜的時候，您可以祈求佛菩薩保佑您平安；您的父親、母親就在這，您的兄弟也承諾會好好孝順您的父母。您的兒子、女兒都很關心您，我看他們都長得很俊秀，也都已經獨立自主，擁有不錯的家庭，您也不用再為他們掛念。您睡不著，我等一下可以請主治醫師幫忙把嗎啡和鎮靜劑加量，也可以幫您轉到四人房，您就不會太孤單，您覺得好嗎？」病人點點頭。

緊接著病人作出了自己要拔管子的動作，突如其來的舉動，讓家屬們「啊！不要啊！」的慌亂尖叫。

「先生！您要拔管嗎？」病人點點頭。

「是今天嗎？」病人繼續點點頭。

「醫生！妳要告訴他，拔管之後就會死掉！」女兒緊張的說。

「拔完管子，您會死，您知道嗎？」病人篤定的點點頭。

他的女兒再也止不住悲傷，潰堤的淚水並著淒厲的叫聲：「爸爸！你拔管之後，我們就看不到你了，你也看不到我們了！」生離死別震撼的字句，令在場的親人頻頻拭淚，啜泣聲此起彼落，而在場旁聽的護理長也觸景傷情，忍不住的落淚。

病人聽了也黯然神傷的流下淚來，不一會兒病人又比著要拔管的動作，我想病人已經接受了即將往生的事實了，雖然心裡難過，但他還是堅持要拔管，所謂長痛不如短痛，插管真的是太痛苦了。

為了緩和現場的氣氛，我告訴病人：「拔管這件事，您們等一下還可以再討論，也要和您的主治醫師討論，我今天代替主治醫師來這裏，主要是為了您想要換病房的問題，至於何時拔管，您可以再和家人商量一下，我是支持您拔管的，您的主張是會被尊重的。」事實上我支持病人立即拔管，沒被插過管子的人，很難體會那種每一分每一秒持續的疼痛。

這是生命末期的病人，他的死亡時間是被現代醫療拖延的，如果能早一天解脫，對病人是好的，對病人的老媽媽也是好的，因為多日在醫院、家裡兩地來回奔波，家屬身心俱疲，老媽媽瘦了一大圈，據她的孫女說：「阿嬤已經失眠好幾天，瘦了很多，血壓也飆高了！」再拖下去，恐怕連老媽媽也會病垮。

我挽起女兒的手，請她到外面說：「我們不要做一個自私的兒女，所謂的自私，就是我們只為了可以看到父親，但是父親活著卻是非常的痛苦。這些話是以前的家屬告訴我的，就在我行醫的這二十幾年，有很多的家屬事後來跟我說：『醫生！我以前太自私了，讓我心愛的長輩多經歷了這麼多的痛苦。我真的是太自私、太不應該了。』因為過去很多的經驗，所以我把家屬這種悔恨的心情告訴妳，希望妳以後不要有同樣的遺憾。」

「醫生！可是我還沒有準備好，我今天還沒有準備好！」女兒激動哀嚎說。

「那妳還要幾天做準備？」她無言以對，只是不停的抽泣。我以聖嚴法師的話安慰她，希望能稍稍化解她的哀傷：「師父告訴我們：『當我們面臨挫折、面臨不好的情境時，我們要去面對它，我們要去處理它，然後接受它，再來我們必須放下它。』妳的父親已經努力過了，醫療人員也努力了，妳的家人也都努力過了，但死亡就要到來，我希望妳可以好好的去準備妳的心情，但是請妳不要準備太久，因為父親現在受的苦最苦，父親的痛，他自己最明瞭。」

這位病人和我會談後，順利的換到四人病房，也沒有再要求轉回加護病房。

第二天，他要求拔管，但女兒希望第三天再拔管。結果，第三天清晨，病人實在痛得受不了，等不及家屬前來就自己先行拔管，家屬得知消息後，趕到醫院接他回家往生。

事後醫療團隊檢討這個案例，發現病人在插管之前，知道自己是癌症末期，但不知道生命就要結束了，等到被插管之後才知道。家屬在他入住加護病房時，雖然簽了不急救同意書，卻不尊重病人要拔管的主張。

女兒自以為是愛父親，實際上是嚴重傷害父親，成為他安詳往生的障礙，如果事前多溝通，相信這個病人生命的最後一些日子，絕對不是這樣痛苦的。做為父親的掌上明珠，千萬不要讓愛妳的人承受劇痛！**很不幸，我們常以最殘忍的方式來對待最疼惜我們的人**。為人子女，這個案例值得省思。

溝通不良──受苦的老爺爺

我們要看一個病人病情是否好轉，
意識狀態最重要，意識不清楚一切就都是假的，
植物人不是一般的生命體，而是一個苦難的靈魂！

有一天下午，我正急著趕去參加一個重要的醫學研討會，突然聽到急促的叫喚聲：「陳醫師！您是陳醫師嗎？」我回頭一看，是一位長相斯文的先生。

「是啊！」

「我是多年前曾經採訪過妳的記者，妳還記得嗎？」

「請問有什麼事嗎？」也許是事隔多年，事實上我已經沒什麼印象了。

「陳醫師！我的父親住在這裡的加護病房第十號床，醫師說要洗腎，該怎麼

辦啊？」

「咦～對不起，你說父親是住在第幾床啊？」應該不是我的病人，我想再確認一下。

「是第十號床。」

我趕快折返到最近的電腦查了一下，從檔案的資訊看得出來，這是一位八十九歲的老爺爺，他有很多的慢性病，包括高血壓、糖尿病、慢性腎功能不全，還有很嚴重的關節病變。從病歷顯示，這一位老爺爺已經有很長的一段時間無法行走，心臟功能很差，幾個月前還曾經做過心臟超音波檢查，他的心臟嚴重受損，綜合各項數據可以斷定這是一位末期病人。這次是因為很喘來醫院急診，被插了氣管內管之後送進加護病房，現在正面臨小便出不來，眼前的這位家屬很慌張的問我：「陳醫師！加護病房的醫生叫我們要簽字洗腎耶。」

「啊？要洗腎啊？那你們可以不要洗啊！因為即便這次洗腎後可以回家，但出院沒幾天就會再住院，這樣的日子不好過，你可以和家人好好的談，不要讓老爺爺這麼辛苦。」已是多重器官衰竭的老人卻還要洗腎，那就太折騰老人家了。

我解說了十幾分鐘，因為會議在即，我不得不趕快離開醫院，我告訴這位先生：「因為有重要的會議，必須馬上趕去台北，等會議結束後，我會回來再仔細研究您父親的情形。」

會議結束一回到宜蘭，我立即打電話到到加護病房，詢問這位老爺爺目前的狀況。護理師說：「阿丹醫師！這位病人已經開始洗CVVH了（二十四小時靜脈洗腎的模式，通常這樣的洗腎方法是用在血壓很低，小便出不來，身體情況非常差的病人的身上），這是家屬要求的，醫師其實是不贊成洗腎的，也告訴家屬病人在近期內即將死亡，這樣的病情洗腎是多受罪的、沒有意義。」護理師的這一番話，我更確信我先前的研判，本來我還有一點點小擔心，畢竟沒有看過病人怕會錯估病情，而傳給家屬錯誤的訊息。

第二天一大早我特地提早到醫院，為了去看這位老爺爺，護理長一見到我就馬上抱怨說：「今天這床的家屬跟主治醫師要求要使用葉克膜，這樣的病情不適合使用葉克膜，已經被主治醫師婉轉的回絕了。」

這個病人因為不能呼吸而使用呼吸器、小便解不出來才使用CVVH，但是血壓還是非常低，還用了兩種的升壓劑，這是一個即將往生的老爺爺，我想我應該再和家屬做進一步的詳談，希望能有較圓滿的結果。

上午因為太忙，無法挪出時間，下午護理長說：「阿丹醫師！還好妳沒有找家屬談，妳知道嗎？今天會客的時候，病人的家屬非常的緊張，佔著主治醫師不放，一直要主治醫師說明現在病人的情況怎麼樣。妳知道的，我們的主治醫師常常都不忍告訴家屬壞消息，盡量只挑好的講，他告訴家屬說：『有啦！肺有比較好一點，肺沒有像昨天那麼白啦！』阿丹醫師！妳知道嗎？當主治醫師說肺有比較好一點的時候，這樣的一句話，一定會造成家屬很大的誤解，會以為病人的病情好轉了。」護理長是一位醫療經驗豐富的人，也是一位古道熱腸的人，她不忍末期病人受苦。

「哦？這樣呀，那我再找機會和家屬談談看。」一直到傍晚才有空，我又再次跑去仔細的看了病人及病歷，發現病人的雙腳都已經壞死變黑了，比早上還要黑，兩隻耳朵的背面也開始變黑。護理長看到我正在專心審視這位病人時說：「阿丹醫師！求求妳快點救救這個老爺爺吧！讓他早點解脫，都壞死得這麼嚴重了，再晚一點就會更慘了，他好可憐哦！」

我終於有一點空檔可以和家屬談談了，立即撥了電話給那位記者。「您好！我是陳醫師，昨天得知您父親的事後，我就一直在密切關注他，您的父親就要走了，如果您要帶他回家，現在就是時候了，不要再讓老人家受這麼多的苦。」我一講完，電話中隨即傳來家屬悲傷的抽泣聲。

他語帶哽咽存疑的說：「可是今天中午，主治醫師才說我父親有比較好一點，他的肺有比較好啊！」

「如果肺比較好，絕對不會還在使用百分之百的氧氣，我們看一個病人，不是只看一個器官的數據，是要看全部，您的父親真的就要走了。」

「陳醫師！我……我不知道該怎麼說才好，我看到我的父親這樣受苦，我自己也拿不定主意，怎麼辦？」他泣不成聲斷斷續續的說。

「您的父親以前意識清楚時，有沒有交代過什麼事啊？」

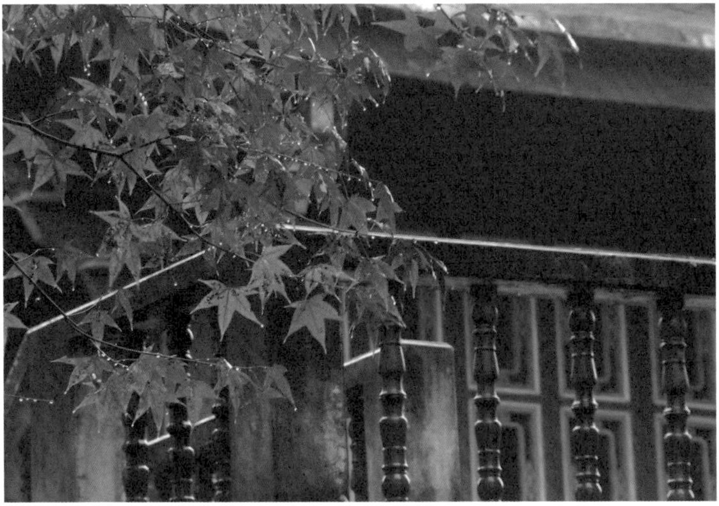

「有！我父親在急診時，就一直說他不要進加護病房、他不要插管，可是我們兄弟姊妹想試試看，也許會有奇蹟出現，當他被插管送進加護病房時，我們進去探望，他就一直指著他要回家、他要拔掉管子，但是我們還是一直勸他要忍耐，我們告訴父親：『爸爸您就撐住吧！忍耐一下，我們只插這次管子就好，以後不會再插了，爸爸！我們急救這次就好了，以後絕對不會再讓您插管了。』」但是這一次就已經是很折磨這位老爺爺了，而且他已經就要往生了，當然不會有下一次。

「每個人都希望保有尊嚴，也希望

自己死時能死得其所、死得很莊嚴，最好是面容姣好的穿上生前最喜歡、最好看的衣服，漂漂亮亮的走到另一個神奇的世界；您的父親現在兩隻腳都壞死變黑，耳背也開始變黑了，再拖延下去會很淒慘，平常合身漂亮的衣服會穿不下，臉也會浮腫得一個頭兩個大。趁著他還沒浮腫，趕快接他回家吧！您的父親不也希望回家嗎？」我不想隱瞞病情，說實話家屬一定會很難過，但我不能眼看著老爺爺繼續痛苦，明明就要往生了，家屬卻還存著一絲希望，我更不願意家屬日後有無盡的悔恨。

「好！我馬上通知我的兄弟姊妹，陳醫師！謝謝妳。」

他停頓了一下，又接著說：「說真的，我們也不知道會變成這樣，如果當初我們順著爸爸的意思，或許我們就不會這樣兩難了，一方面我們希望爸爸活著，另一方面我們又不願意看到爸爸這樣痛苦，如果真的沒有辦法了，陳醫師！就不要讓爸爸再受苦吧！」

「那就趕快接爸爸回家吧！事不宜遲，現在就是時候了。」我再一次的叮嚀。「我知道了，謝謝妳！」聽到家屬的決定，我也比較放心了，終於可以讓老爺爺比較安詳的走，今天晚上我總算可以好好的睡覺了。

隔天一早我又提前到醫院，急著去詢問工作人員，他們告訴我說：「陳醫師！昨天妳打完電話沒多久，家屬就來接老爺爺回家了，而且一回到家裡，老爺爺就往生了。」

從這個案例我們可以做一些歸納討論：

第一、醫師向家屬解說病情，家屬到底聽懂了多少？明明醫師要家屬不要急救，不要洗腎，洗腎只是增加病人痛苦，家屬卻以為是醫師要家屬簽字同意洗腎。如果我沒有再去詢問醫護人員，我也不知道這位主治醫師是不贊成洗腎的。這樣的落差真的是非常大，因為病人多重器官衰竭，他如果不洗腎，可以在兩天前就走了；如果不使用呼吸器，他在更早以前就可以更安詳的走了，也不用白白受罪這麼多天。

第二、當一個末期病人住進加護病房，我們都知道他就要死了，主治醫師實在不宜告訴家屬：「病人的肺有比較好」，也許主治醫師真的認為病人的肺有比較好了，問題是生命是由各個器官組合而成的，光是一個肺比較好一點，無法讓病人起死回生。這樣的一句話，往往會讓家屬產生誤解，以為病情有好轉了，事實上這位病人雙腳變黑，耳背也開始變黑，這就是身體長期處在缺氧的狀態所產生的，接下來就會全身浮腫、壞死。

在臨床上我常常會聽到家屬這麼問：「醫生！我的家人現在是不是比較好了？」，我都會據實告訴家屬：**「我們要看一個病人病情是否好轉，意識狀態最重要，意識不清楚一切就都是假的**。如果今天救回來的病人，他的意識不清，這樣的生活品質是令人無法接受的，這個時候他的血壓再怎麼好有什麼用？我們希望救回來的病人，能保有好的生活品質，意識清楚最重要！意識清楚，可以感受大自然的美好、感受生命的喜悅，如果我們救回來的是一個植物人，這樣的醫療行為是失敗的。」

記得有一次我在醫學研討會演講，我舉了一個到院前死亡的案例，那是一場嚴重車禍，女駕駛的腦部及胸部受創嚴重，還有多處骨折，這是一個醫療無望的病人，當我們發現病人無法恢復意識時，我們勸家屬不要再急救，不要再讓病人受苦，家屬也接受了這個事實，幾天之後就接病人回家往生。

當我剛講完這個案例，有一位在場的呼吸治療師說：「我們醫院有很多到院前死亡，急救後插管使用呼吸器，在加護病房住了一、兩個月之後，我們成功的把呼吸器脫離。」也有在場的聽眾跟他說：「沒想到這樣的病人，你們的醫院呼吸器脫離率還這麼高哦！」。

有一位年輕的醫師接著問：「請問你們醫院的病人是意識清楚的出院，還是意識不清要人照顧的？」

我看到這位呼吸治療師的笑臉頓時轉為一臉尷尬的表情。據報導台灣每年製造一萬多個植物人，這在地球上簡直是一件怪事、是一個恥辱，沒有一個國家會以此引以為傲的。**植物人不是一般的生命體，而是一個苦難的靈魂**；想想王曉民的父母親，他們照顧已成植物人的王曉民數十年之後，就在他們年邁即將往生前大聲疾呼，希望國家能讓安樂死合法化，好讓他們的女兒能脫離苦海，這是何等悲痛的期待呀！

王曉民就像是植物人的代表，這幾十年來，她所受的苦、她父母所受的苦，是我們這些局外人可以窺探一二的嗎？不要再製造植物人了，製造一個植物人會害了這一家人，也會拖垮國家、社會。醫療品質的好壞不應該只看病人的存活數據，而應以病人的生活品質來評量，這樣的醫療評鑑才是真實良善的。

因此也要呼籲我們的醫界朋友們，當我們在跟家屬解釋病情的時候，請不要只看某一個數據，要把身體所有的器官全部一起考量，不要只告訴家屬：「今天血壓有好一點」、「今天肺部有好一點點」、「今天抽血白血球數目有下降」，千萬不要只挑好的講。

請綜觀考量，想想這個病人的存活是不是擁有做為一個人基本的要件，也就是可以說、可以笑、可以感受大自然的美好。如果我們用這樣的思維來跟家屬解釋，就可以避免很多不必要的誤解；而家屬也可以清楚的知道，病人是處在什麼樣的狀況，如此才能為病人做出更正確的抉擇，無效的醫療才不會被無止境的延伸；紐西蘭重症醫師決定終止病人加護病房照顧的時機可供國人參考。（詳見附錄二）

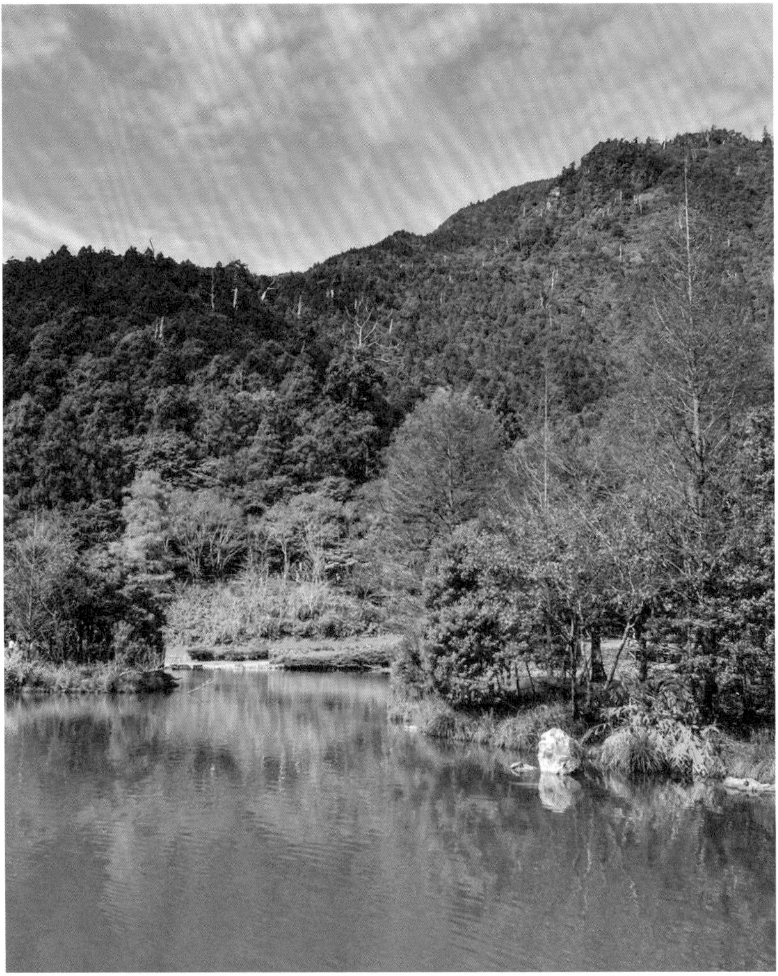

只要用藥得宜，
臨終者都可以很安詳的離開。

第三章

人生無常，能捨才能得

適時放手才是真愛

急救對末期病人毫無益處，只會讓病人死前更無尊嚴、徒增痛苦與悔恨而已。將心比心，有誰願意明知自己就要死了，還要忍受被插管、刀割凌虐之苦？

備受國人敬愛的林杰樑醫師，於民國一〇二年八月五日去世，他是台灣的毒物學專家，也是不畏權勢不受利誘，勇敢為國人健康把關的「俠客」醫師。因為身體不適被送到林口長庚醫院急診，發現肺部有不明原因的感染導致呼吸困難、血壓下降，在插上氣管內管與使用葉克膜急救後，仍因敗血性休克併發多重器官衰竭。三天後家屬不忍他受苦，同意撤除維生設備，就這樣，林醫師告別了五十五年的人生，生命雖然短暫，但他為食品安全努力的身影，已令千萬台灣人無限的感懷與讚嘆。

林醫師曾教過我毒物學，也是我敬重的老師。據報導林醫師的兒子說：「父親病倒前，還在查閱狂犬病疫苗相關的研究文件，了解哪些部分會對病人產生影響。」這麼認真奉獻的好醫師，對於他的驟然離世，相信很多人都非常的難過與不捨，祈禱他在天國安享人們對他的祝福。

林杰樑醫師的太太譚敦慈女士受訪時哽咽的說：「雖然期盼各方面都能復原，但這一路走來實在太辛苦了，真的不忍看他繼續受罪。真的很心疼林杰樑，真的不想放手，但我不能這麼自私。」她甚至表示，如果可以的話，自己願意為先生折壽。

林醫師和太太鶼鰈情深，志同道合，他的太太回憶說：「結婚三十年來，沒有什麼爭執、沒有什麼吵架，偶爾的不開心，他一定馬上就會過來說，**幹麼生氣，我們是最親密的人。**」因為深愛先生，不忍先生繼續受苦，所以同意撤除維生設備，林太太對林醫師的愛是無私的，令人敬佩。

台大醫院創傷醫學部主任柯文哲表示，葉克膜使用越久，併發症愈多，即便心肺救回來，但腦部嚴重受損，很可能讓他成為植物人。

醫界的朋友也說：「林醫師病情發展得太突然，惡化得太迅速，前一天還在努力研究毒物，隔天就昏迷不醒，這樣的轉變任誰也不能接受，還好他的家人有善終的理念，知道生命已經無法挽回就要忍痛放手，否則林醫師勢必還要受苦很多天。」

這讓我想起一位五十多歲的食道癌患者，他在甲醫院就醫時發現癌細胞已經轉移到兩邊的胸腔，已屬末期，無法進行手術切除。有一天，病人喘得厲害，家屬要求醫師為他插上氣管內管，在甲醫院住了六十幾天之後，因為呼吸器無法脫離，而轉到乙醫院的慢性呼吸器依賴病房。

在乙醫院的第三天，病人不堪痛苦，趁機自行拔管，家屬不顧病人的反對，要求立即重新插管，醫師知道這樣做是不對的，但因擔心家屬糾纏惹來紛爭，於是重新為病人插上。事後醫師實在不忍末期病人還要受這種苦，請我去和家屬溝通。

我告訴病人的太太：「這兩、三個月來您往返醫院與家裡，又要照顧先生又要照顧家裏，您受苦了，您的先生也受苦了，因為他知道自己已經不行了，插管很痛苦，且對他的癌症也沒有幫助，所以他才會拔管，而主治醫師違反病人的意願，應家屬的要求為病人插管，醫療團隊心裡都很難過，因為這是不合醫療倫理與病人最大福祉的作為。人早晚都會死，重要的是這條路不要走得太痛苦。現在應該是讓我們來思索，如何讓您的先生能比較舒服、沒有痛苦的走完人生最後這幾天。」

「醫生！我們就要轉院了，我相信我的先生一定可以戰勝病魔。」她趾高氣揚、很不以為然的說。

「病人的氧氣濃度已經用到百分之六十，死亡已即將到來，轉院只會白忙一場。」我很明白的說，但病人的太太態度堅決，表現出人定勝天的氣勢，拒絕聽壞消息，更不用談論維生設備的撤除。聽說她的女兒曾是醫護人員，對於醫療應該較有認知，可能較有轉圜的機會，於是我請女兒單獨到辦公室內會談。

我指著X光片說：「妳父親的癌細胞已經占據了兩側的肺部，加上嚴重感染，他的生命就要結束了，醫療救不了他只會增加痛苦。像妳父親這樣的病人在國外是不會被急救的，因為太痛苦了，希望妳能勸勸母親，不要再讓父親繼續受苦，也希望母親能有心理準備，免得父親一旦去世了，她會措手不及，難以承受。」女兒聽了只是點點頭沒有說話。

兩天後病人被家屬轉院了，接手的是台北的某醫學中心，那家醫院的醫師很「積極」，第三天就為病人做氣切手術，第四天病人死了。

這是即將往生的癌末病人，一切的處置應以病人的舒適、不痛為原則，好讓病人可以心情平穩，好好和親人話別，放下一切安然往生。急救對末期病人毫無益處，只會讓病人死前更無尊嚴、徒增痛苦與悔恨而已。死亡的前一天還做氣切手術，這樣的醫療決策既愚蠢又殘酷，以病人臨床現象與檢驗數據，其實不難推斷患者即將死亡，在這種情況下，竟然還安排病人死前再挨一刀，這樣的醫療行為實在令人難以苟同。相信家屬對這樣的結果也一定相當錯愕，病人無法善終，

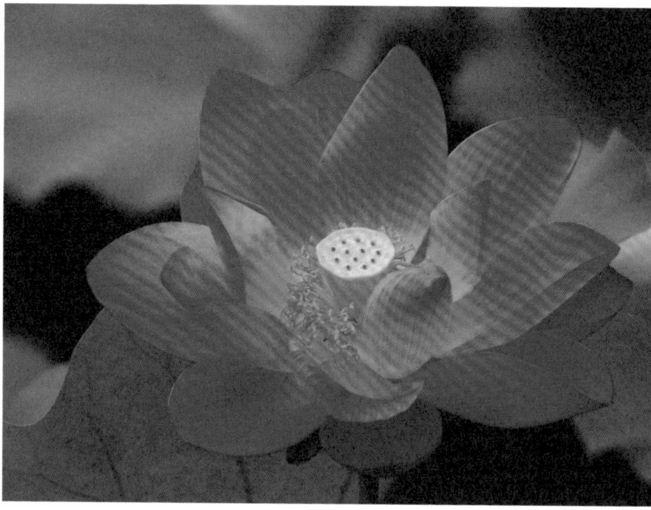

家屬也失去和他好好告別的機會。

這個案例實在令人惋惜，如果家屬能有林醫師家人般的真愛與智慧，適時放手，這位病人告別人生舞台的謝幕式就更加溫馨順暢多了。

將心比心，有誰願意明知自己就要死了，還要忍受被插管、刀割凌虐之苦？人生是不斷的取捨，能取是一種本事，能捨是一種哲學，但不捨哪有得，千萬不要讓無效的醫療繼續剝奪末期病人善終的權益。

傳子不傳女的老先生

在自己即將步上黃泉時，能感受到兒女的愛，那是何等的幸福。因為人就要死了，榮華富貴再也起不了作用，只有愛可以撫慰人心。

有一位八十七歲的老先生，他在十幾年前一次腸胃道大量出血，引起休克送來醫院，我為他插上氣管內管，等病情穩定之後，我就幫他拔掉管子、順利出院，從此老先生成了我的好朋友。

老先生告訴我，他家離醫院很近，也多次熱情的邀我去他們家坐坐，因為工作繁忙一直都沒有成行。幾年前的一個假日，剛好有些空檔，於是我請他們夫婦倆到附近的素食餐廳吃飯，回程搭計程車送他們回家，順道去參觀他的宅院。那是很大的三合院，精雕細琢的窗櫺，院子裡花草扶疏，老松樹蒼勁挺拔，桂花飄香，足可見證老宅的風華歲月。老先生很開心的述說著過去的輝煌事蹟，老太太也拿出他們珍藏多年的老照片供我欣賞，我看到老先生和老太太年輕時的樣子，先生相貌堂堂、太太秀外慧中，才子佳人是一對令人羨慕的組合。

他們夫妻都是高知識份子，老先生受日本教育，和老太太漸漸熟識之後，我才知道這位很有內涵的老太太是老先生的第二任妻子，第一任妻子年輕時就因病過世，留下年幼的兩個兒子和兩個女兒，經過親戚的介紹娶了第二任的太太，為了讓第二任妻子能專心的照顧兒女，老先生婚前就和這位女士說：「希望妳能好好照顧我的小孩，為了不要讓妳分心，所以希望妳不要生小孩，這樣妳就可以全心全意的照顧我亡妻所生的孩子。」幾十年來，第二任妻子將這些孩子教養得很好，他們也都很有成就。

想想第二任的太太因此沒有生小孩，感覺好像生孩子的權利被剝奪了，是有點可惜，但能將前妻的子女呵護備至、視如己出，這種精神也是很偉大的。

老先生非常注重養生，不論是其他科或是我胸腔科開的藥，他都會按時服用，而且每天量血壓，每天做肺功能簡單的測試，日常生活作息規律，但畢竟年紀大了，身體各器官逐漸退化，近兩年因為心臟問題住院多次，我知道要再見面的機會越來越少了，很希望他的晚年能走得比較舒適，最近兩次的門診我都和他談生命末期的照護，但他總是靜靜的聽，沒有表達他的想法。

一個多星期之後，在醫院的走廊偶然的遇見老太太，才知道老先生因為顱內出血、昏迷住院三天了，老先生的兒子為了是否要幫老先生做顱內引流術（在頭顱鑽個小洞，將顱內的血水引流出來），還在和醫師做溝通協調，因為老先生還有其他的感染也引發敗血性休克，這樣的情況已是生命末期，此時做積極性的治療，病情不會好轉只會更痛苦，所以主治醫師認為不應為老先生做這個手術。

第五天，老先生的血壓比較穩定，他的兒子又重新要求醫師為父親做顱內引流術，但主治醫師還是認為手術只會讓老先生死得更快，而且面容會更難看，所以要再和病人的兒子做溝通。老太太因為前兩次陪老先生來門診，聽到我和老先生提起善終的理念，她也很認同。老太太打從老先生這次住院以來，就很支持主治醫師的主張，她覺得老先生的一生風風光光，死時也要漂漂亮亮的，不應該受折磨。由於老太太和兒子的主張南轅北轍，以致關係顯得有點緊張，有些護理人員提議不如請老先生的女兒來勸勸，一起長大的兄妹可能比較好溝通。

但是說也奇怪，這些天有很多親朋好友來探視，卻很少看到老先生的女兒，後來從一位朋友的口中得知，原來老先生去年分家產了，他把名下所有財產全部都過戶給兒子，女兒只負責蓋章，其餘什麼也沒有。女兒們因此很不諒解老先生，她們覺得比孝順，她們也不輸給兄弟，她們也很關心爸爸，常常回來看他、陪他說說話，為什麼這麼龐大的家產就只獨留給兩個兒子，女兒就不是孩子嗎？

她們不全是計較家產，只是覺得父親這麼做太偏心、太令人傷感了，難道父親的心中完全沒有她們的存在嗎？她們在乎的是感覺，哪怕父親只分給她們百分之一、千分之一，或是個小禮物，她們也都會欣然接受。

也有親戚問那兩個女兒：「妳爸爸這麼多家產，至少也應該要分給妳們一點兒做紀念，完全不給實在有欠周到，當時妳們知道爸爸不分給妳們，為什麼要配合蓋章，不蓋章不就好了嗎？」但父親一向很有威嚴，女兒們從小就很聽從父親的話，臨時叫她們來蓋章，不曉得父親會這樣分家產，一時沒有心理準備，也不敢頂撞，事後才越想越氣，父女間因而產生隔閡，女兒們這一年多以來，回娘家探望父親的次數明顯少了許多，就連這次老先生病危，女兒們也很少出現。

後來老太太出面規勸，女兒們終於來看父親了，其實她們還是愛父親的，不是真的為了爭家產，而是覺得父親太偏心了。她們也不忍父親臨終還要受折磨，於是和兄弟們懇談，最後決定採納主治醫師的建議，以舒適為主的治療方式，兩天之後，在老太太和兒女們的陪伴中，老先生安詳的往生了。

以前傳統的大家庭，財產通常只傳給兒子，但隨著時代的演變，孩子越生越少，傳宗接代的觀念也日趨薄弱，「男孩、女孩一樣好」已不再是口號，而是普遍為國人所接受。分家產時，男女均分的情況也愈來愈多。像這位家財萬貫的老先生，把所有家產只分給兒子，在現代的社會較少見，難怪女兒們心裡忿忿不平。

有很多家庭經濟不好，子女的事業都得靠各自打拚，甚至還要賺錢奉養父母。老先生其實是一個很好的父親，女兒如果能想想這幾十年來，父親提供她們優渥無憂無慮的成長環境，這樣的恩惠也是很大的，沒有分到財產是有一點遺憾，不過也不要因此抹煞父親的生養之恩。

看到這樣的例子，我想身為父母親的也需要圓融一點，就算是特別偏愛某一、兩個孩子，也不要完全忽視其他孩子的權益，否則傷了感情就不好。還好最後總算是一家團圓，雖然老先生是昏迷的，但從他臨終時睡夢般恬靜的面容，我相信他一定是感受到女兒對他的愛與諒解。

十幾年前有一部很溫馨感人的電影《第六感生死緣》，是由安東尼・霍普金斯主演的，他飾演裴瑞許，是一位很有名望的傳播媒體董事長，他有一個熱情開朗的大女兒艾莉森，還有一位心思細密的小女兒蘇珊，裴瑞許對蘇珊特別的鍾愛。

艾莉森為了籌劃爸爸六十五歲的生日忙得不可開交，她要辦一場空前盛大的晚宴，邀請全美國最頂尖的政商名流、最受歡迎的樂團以及璀璨的煙火表演，目的是要讓爸爸過一個快樂難忘的生日。但是一向務實的裴瑞許平日就非常忙碌，他希望生日簡單平淡就好，他不想再多花心思去應付那些名人政要。

就在這個時候，死神毫無預警的找上了裴瑞許，同時要他不可告訴任何人他即將死亡的訊息。他擁有很大的權勢，唯獨死亡這件事是他無法掌控的，他的內心既害怕又茫然，他不想死，因為還有太多太多的事要做。不知道父親死期將近的大女兒，仍以歡樂的心情努力為父親準備生日宴會，他對大女兒說：「妳讓我很驚訝，為何費盡心思為我籌辦生日聚會？」

大女兒說：「因為我愛你……你是個好父親。」

裴瑞許很內疚的說：「但我對妳不如……」他話還沒說完，大女兒就搶著說：「不如蘇珊？沒關係！我知道你愛我，雖然不如你愛蘇珊那麼多，每次蘇珊一出現你的眼睛就亮了，她總能贏得你的笑容，我一出現你的表情就是一副『艾莉森現在又想幹什麼？』但你總是盡力滿足我們，雖然你愛我比較少，但重點是我知道你愛我，這樣就夠了，我不介意你偏心，因為我愛你！」

裴瑞許聽了感動的緊緊擁抱著艾莉森，他說：「我覺得我的生日願望都達成了。」他到今天才真正了解大女兒的心胸是如此的寬廣。擁有孩子們滿滿的愛，他不再茫然。

氣勢磅礡的音樂聲響起，在眾人的歡呼中，生日宴會開始了，面對無數的嘉賓，裴瑞許破例的發表生日感言，他說：「六十五歲咻一下就過去了，祝福你們和我一樣的幸運，清晨醒來時會說：『我這一生了無遺憾』。」他說的這段話，除了是要祝福與會賓客以外，也想藉這個機會讓女兒們知道他此刻的心境，希望在他死後，女兒們不要太哀傷，因為他的心願已了。在繽紛耀眼、光芒四射的煙火下，生日宴會即將結束時，裴瑞許心無罣礙、坦然的迎向死神，並且和死神一起步上神祕的圓拱橋。

在自己即將步上黃泉時，能感受到兒女對他的愛，那是何等的幸福。因為人就要死了，榮華富貴再也起不了作用，只有愛可以撫慰人心。以前我會在乎父母是否偏心，看了這部電影，使我豁然開朗，**只要知道父母愛我，就不必去比較父母愛誰比較多，因為每一個子女都是父母的心頭肉，只是「父母緣」的深淺不一而已，而愛是感恩、愛是包容。**

到病房看媽媽要打卡

天下大多數的父母都很容易被孩子的回報所滿足，
像兒女的一句問候，一個擁抱，
有時竟也會讓父母感動得熱淚盈眶。

前些日子在聯合報看到洪蘭女士寫的一篇文章〈捨者的大智慧〉，感觸很深，其中有一段話：「能夠在自己眼睛看得到的時候，把財產做妥善的安排，免得子孫打官司，是智者，而能把取之於社會的錢還諸於社會，更是大智慧之人。」洪蘭女士指的「大智慧」相信很多人都會讚賞不已，但要捨棄私心真的不容易，沒有辦法成為大智慧，退而求其次當個智者也很好，事先安排好財產，以免子孫為了遺產傷了感情。

我有一位五十幾歲的朋友是個成功的企業家，他的同學也是，他們常常相約一起打高爾夫球，前不久他的同學突然心肌梗塞過世，他義務協助同學的喪葬事宜，之後他有感而發的說：**我如果像我同學一樣突然死掉，此刻我覺得人生最大的悲哀是：『我的人在靈堂，我的錢在銀行，我的孩子都在對簿公堂，害我上不了天堂。』**人生無常，榮華富貴生不帶來死不帶去，以後我不要花那麼多時間在工作會報，要花多一點時間來擁抱老婆、擁抱小孩、擁抱大自然。」聽起來有點心酸、有點搞笑，但也滿寫實的。

阿綢阿嬤是一位大地主的女兒，因為大地主沒有生兒子，為了傳宗接代延續香火，於是父母幫她招贅丈夫，她生了二兒五女，因為擁有龐大家產，所以全家人生活過得很富裕，丈夫幾年前過世了，阿嬤晚年因慢性阻塞性肺疾病加上陳舊性腦血管病變，成為一位長年臥床且依賴呼吸器的患者，身體僵硬、只能點點頭、簡短的對話。

有一天她的大兒子告訴弟妹們說：「媽媽現在住院行動不便，我們家的田產畸零地太多很零亂，我們來將這些土地整併起來和鄰居交換，筆數少、坪數大，比較有價值，也比較好管理。」因為大哥學問高，弟妹們覺得這方面他比較懂，也就不疑有他的紛紛拿出印信，全權交由大哥去辦理土地變更事宜。

隔天大兒子趁著阿綢阿嬤意識還算清楚，先帶了代書、兩位證人及錄影機到阿嬤的病床邊，他說：「媽媽，妳的這些土地要給我對不對？」阿嬤點點頭。

護理人員知道這件事後，打電話通知其他家屬，但是事情突如其來且錄影迅速，幾分鐘就結束了，大兒子一錄完影就迅速離開，其他的家屬趕到醫院時已經來不及阻止了。就這樣，大兒子拿了錄影存證及弟妹的印信證明，將阿嬤的土地全數過戶到自己的名下。二兒子和女兒們知道這件事之後，每次的會客氣氛都很差，大兒子和二兒子常常因為土地的事爭吵不休，甚至大打出手，準備打官司。

有一天大兒子拿一個打卡機放在病床旁，他要求弟妹們來看媽媽時都要打卡，這種特殊的現象引起眾人議論，有人說：「看媽媽還要打卡，難道是要用打卡的次數來證明誰比較孝順嗎？財產他都獨占了，還要弟妹打卡證明，實在很奇怪，就像是『得了便宜還賣乖』。」

也有人說：「來看媽媽還要留下紀錄，這個紀錄是要給誰看？真是悲哀，父母照顧兒女是發自內心的，不需要打卡，對媽媽的愛也不應該用打卡來證明，那樣太做作了。」

弟妹們當然不理會也不打卡，只有大兒子一人來會打卡。其實一直以來就是二兒子最孝順，每天都一定會來看媽媽，即使是財產被獨占了，他還是每天都會來，護理長認為看媽媽不是上班，不應放置打卡機，醫院也不宜介入家庭紛爭，於是請大兒子收回打卡機。

幾天之後，二兒子意外死亡，阿嬤知道後非常難過，大兒子在弟弟死亡後就幾乎不來看媽媽了，只有每個月的繳費日才會來醫院，而且是站在遠遠的角落看一眼就離開，也不來請個安或打個招呼，醫護人員看了都直搖頭：「怎麼會有這樣不孝的兒子，還沒要到財產時常常來看媽媽，直到幾億的財產被他獨吞後，竟然連靠近問候一聲都不願意。」女兒們來探望的次數也逐漸減少，後來只剩下小女兒偶爾會來。

天下大多數的父母都很容易被孩子的回報所滿足，像兒女的一句問候，一個

擁抱，有時竟也會讓父母感動得熱淚盈眶，這種看似簡單平凡的小舉動，對阿綢阿嬤而言卻是很奢侈的期待。

就像古人說：「**豈無遠道思親淚，不及高堂念子心**」，阿嬤越來越寂寞，常常獨自流淚，護理人員問了才知道，原來阿嬤想家、想孩子、孫子們，可是大兒子奪走了財產之後就不常來，就在二兒子死後，大兒子更是絕情的不來探望，讓阿嬤很難過，她流淚的樣子讓看到的人都跟著心酸，醫護人員看了也很難過，常常會去陪她、安慰她，也會連絡她的孩子來看她，一年多以後阿嬤變得越來越不清醒了。

在一些特定的節日，有的女兒們還會來探望，第五次的過年看到阿嬤的床邊放了幾個紅包袋，其中一個紅包袋寫著「祝媽媽脫離苦海」，看到這樣的紅包袋，讓我感觸很深。

我對她的女兒說：「要阿綢阿嬤脫離苦海很簡單，只要你們兄妹之中的一個人，願意簽署同意撤除維生設備的同意書，她就可以立即脫離苦海了。妳們都捨不得她痛苦，希望她早日脫離苦海，可是妳們又不行動，這樣就不知道她還要苦到何年何月。」

女兒回說：「拿到財產的人都不出面了，我們這些沒分到財產的還能說什麼？」她們都很氣大哥，認為這個爛攤子應該要由他來收拾。

真的是太悲哀了，我真不知道阿嬤還要苦多久，這種事情只有台灣會發生，家屬可以不聞不問，只要一個月付兩萬五千就行了，但健保局每個月至少就要花上好幾萬元，算算健保局花在這位阿嬤的錢就已經超過五、六百萬了，如果健保局不給付，她的大兒子肯定不會花這個錢，阿嬤也不用繼續受苦。類似的案例太多了，甚至有的慢性呼吸衰竭患者還要被洗腎，病人受的苦更大、健保的花費也更龐大。

浪費醫療資源又折磨病人的事，很值得我們省思，雖然安寧緩和醫療條例修法已經通過，生命末期意識不清的病人，只要兩位專科醫師認定是生命末期，有一位家屬簽署就可以撤除維生設備；但是目前在台灣像這樣的病人還有幾萬人，真正能落實撤除維生設備的卻很少，這真的是需要大有為的政府拿出魄力來解決，這樣才能讓這類病人脫離人為的苦海。但在這個政治紛亂、選票掛帥的台灣，政府處處只以民粹為考量，像這種病人不會吵也不會鬧，他們無法為自己的權益發聲，健保給付費用還不算太差，不少醫院也趁勢繼續賺這種苦難財。

我為阿綢阿嬤叫屈，我也為無數慢性呼吸器依賴、意識不清的病人叫屈，生活是要有品質的，人生的喜樂是我們所要求的，就像**聖經說：「生有時，死也有時」**，但是現代的醫療把死亡往後延伸，增加額外的痛苦在生靈上，這是不當的醫療行為，使人「死」不得其時，不能保有善終的機會，我想阿綢阿嬤的苦難，也一定帶給真正關心她的家人們內心很大的痛苦。

我常常在想什麼是愛？偶然的機會看到**詩人張帆寫的一段話：「被愛的人無痛苦，給愛的人無煩惱。」**寫得真好，但願我們的國人都有這樣的福氣。我也祝福所有的末期病人都能獲得善終沒有痛苦，家屬也都能心安沒有煩惱。

每天被插三次鼻胃管的阿嬤

現代化的醫療讓我們的老人家想要「自然死」都變得很困難，不能吃就強迫灌食，不能呼吸就插氣管內管，這是懲罰年紀大的人嗎？

有一位罹患帕金森氏症七十六歲的老阿嬤，平常由五十多歲的兒子負責照顧，有一次中風導致吞嚥困難，吃東西時容易嗆到，智力退化無法溝通。家人實在沒有辦法照顧她，只好將她送到安養院。阿嬤吃東西老是嗆到，又會隨意亂動，餵她吃東西必須花很多時間且必須很有耐性，有一次因病住院，醫師建議家屬為阿嬤插上鼻胃管，如此就可以減少因進食而嗆到的次數。

阿嬤對鼻胃管非常的排斥，每一次好不容易插上了鼻胃管就立刻被她拔掉，安養院人員只好先將她的手腳綁起來，插上了鼻胃管後迅速的灌牛奶，灌完牛奶再幫她鬆綁，因為如果不盡快鬆綁，她就會慌亂的大吼大叫，病床也會被她大力搖晃得嘎嘎作響，其他的病人也不得安寧。但是她一被鬆綁就立刻自行拔掉鼻胃管，所以工作人員只好每天照三餐的時間，依序先綁她，接著插鼻胃管，再火速灌牛奶，最後鬆綁。

「呷飯皇帝大」，吃飯是一件非常重要、也是非常美好的事，專心進食不操心其他事務，可以享受食物的美味，飽足的好心情也有助於消化，即使是粗茶淡飯，也要像帝王般享受食物帶來的喜悅。如果這位失智的阿嬤不排斥插鼻胃管，我們當然支持她繼續當個天真快樂的「老朋友」，但是插鼻胃管是非常不舒服的，人們以為讓阿嬤吃飽很重要，但是這個「吃」的過程，卻是讓阿嬤感到異常的驚悚與痛苦。

這個案例讓我感觸很深，不能吃東西難道一定要被強迫灌食嗎？難道沒有更好的選擇嗎？我在加護病房看到很多老年人對鼻胃管非常排斥，曾經有一位九十七歲的老爺爺，他很委屈的哭著對我說：「醫生！我又沒有做壞事，為什麼他們要把我的手腳綁起來？」年紀這麼大了，還要受到這種虐待，這是什麼樣的「敬老」社會？

原來是這位老爺爺會自行扯掉鼻胃管、也會拔身上的點滴、甚至拔導尿管，腳也會亂踢。護理人員只好將他的手和腳幾近二十四小時的綑綁著。

就算是監獄裡十惡不赦、罪大惡極的死刑犯，手腳也沒被綁得這麼緊吧！年近百歲了，應該是眾人羨慕擁有好福氣的人瑞，卻連個自由都沒有，這麼可憐又毫無尊嚴，難怪老爺爺會這樣的哀傷與困惑。

有許多因病必須暫時接受鼻胃管灌食的病人表示他們肚子好餓，因為他們都沒有「吃」東西，雖然我們每天幫他們灌了足夠的液態食物。**「灌」和「吃」雖然食物最終都在胃裏面，但對他們而言，沒有經過口腔、舌頭的品味就不算是真正的進食，也沒有幸福的飽足感**。

有誰願意長時間被牢牢綑綁？現代化的醫療讓我們的老人家想要「自然死」

都變得很困難，不能吃就強迫灌食，不能呼吸就插氣管內管，這是懲罰年紀大的人嗎？如果換成是我們自己老了，我們願意這樣被綑綁、插滿管子痛苦的活著嗎？

在長者的喪禮中，我們也常常看到「壽終正寢」、「駕鶴仙歸」的輓聯是用粉紅色的字寫的，甚至八、九十歲以上往生者的訃文是用大紅色的，這是件榮耀的事，代表長輩在世時受到很好的照顧，有很大的福報才可以活到這麼老（不是機器維生設備加工延命），這是對長輩無限的敬仰與祝福。以前的老人都可以這樣光榮安詳的辭世，為什麼現代的我們要用各種方法妨礙自然死呢？

近幾年來，歐美神經醫學專家對各種不可逆的腦神經病變患者，已不再主張插鼻胃管或其他方式的人工灌食，因為病人的各個器官都已經退化，活得沒有生活品質與尊嚴。**日本醫師作家中村仁一先生，在他的著作《大往生》中更用「惡魔般的家人」來稱呼強迫父母苟延殘喘、妨礙親人自然往生的人**。他說：「活著的人不能為了減輕自己的痛苦或滿足自我，就強迫即將死去的人承受額外的醫療折磨。」

人之所以會死，是因為老化和疾病讓他們虛弱無法進食，不是因為我們沒有灌食而餓死，畢竟生命已近尾聲，當已經無法從嘴巴享受食物的美味，人生過了賞味期，能順著自然的節奏，經由死亡這個祕密通道，進入另一段旅程，這也是幸福的離開。

日本有一位老太太說：「當我牙齒強健的時候，我可以吃硬的食物；當我牙齒鬆動沒力的時候，我吃軟的食物；當我牙齒掉光了，我就喝流質；當我吞不下的時候，就讓我走了吧！」

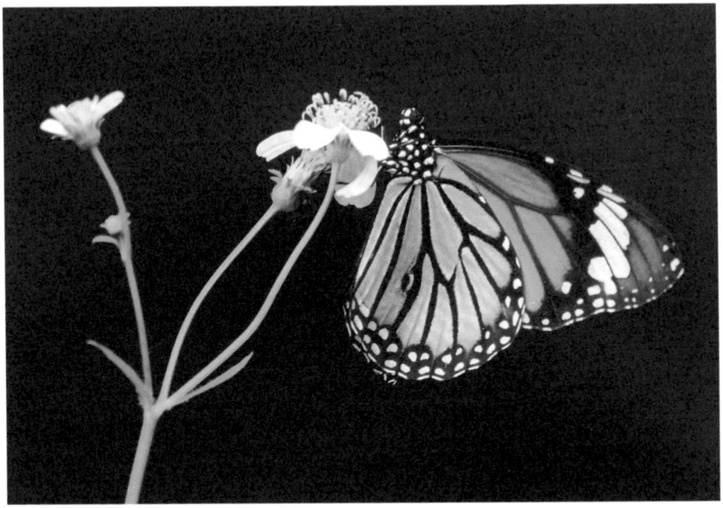

回家的路為什麼這麼遠？

生命的意義是什麼？醫療的本質是什麼？
在兩隻腳壞死的病人身上，
我看到醫療很殘酷地在延長末期病人的苦痛。

有一位七十四歲意識昏迷的老先生，被孫子送來醫院時呼吸衰竭，雙腳膝蓋以下已經全部壞死，急診室的醫師問他的孫子說：「要不要急救啊？不急救會死掉喔！」

「當然要急救！」孫子簡短的回答。

老先生於是被插上氣管內管送至加護病房，這天剛好是颱風天，他的孫子跟護理長說：「護士小姐！颱風天沒有公車可以回家，我身上也沒有錢，請給我一些錢買飯吃，我肚子好餓。」

「要錢沒有，但護理站剛好有存放一些營養品，都是病人出院時，家屬不想帶回家留下來的，你肚子餓我們可以拿給你泡來喝。」

第三天，他的孫子還是沒有回家的打算，護理長說：「颱風已經過了哦！我們存放的牛奶也都吃完了，天氣很晴朗，你可以放心的回家了。」

我們仔細的追蹤這位老先生的病史，才發現他來住院之前，就已經在宜蘭的某一家醫院住了將近一個月。先前之所以去那家醫院，也是因為雙腳壞死造成敗血性休克，當時也被插上氣管內管送入加護病房，主治醫師告訴他的家屬說：「老先生年紀大了，這種情況如果要截肢必須膝上截肢，傷口才會好，但這樣生活品質會很差，建議採取緩和醫療，這樣對老人家會比較好。」

老先生在加護病房住了二十幾天，呼吸情況稍微穩定了，醫師為他取下氣管內管並且轉到一般病房，幾天後，主治醫師告訴家屬：「老先生的雙腳壞死會繼續惡化，年紀大了帶他回家讓他好好的走吧！不要再住院了。」

沒想到家屬辦理出院以後，並沒有接老先生回家，反而是直接送到我們醫院。住院的第四天，兒子從山上下來看老先生，我告訴他：「老先生是受苦的，因為兩隻腳要治療就必須膝上截肢，很有可能在手術的過程中出現血壓下降，這可能會導致腎臟功能急性惡化，呼吸器的脫離也可能會有困難，而且老先生早已經意識不清，終日臥床，生活品質不佳，我們建議不要讓老人家再受苦，撤除維生設備後，可以將老先生轉到安寧病房或一般病房。

家屬聽了說：「好！一切都聽醫師安排，我想轉到一般病房好了。」經過溝通，很欣慰家屬能理解，願意讓老先生早日脫離病痛。

家屬同意後我們就將氣管內管拔除，用鎮靜劑和嗎啡讓老先生比較舒服，之後將病人轉到一般病房接受緩和醫療，幾天之後我在醫院電腦上看到他的病歷記載「病危返家」，當我看到這個訊息時，我為這位老先生能脫離病痛感到慶幸，覺得是功德圓滿。

七個月後的某一天，正巧又是個颱風天，有一位膝上截肢、意識昏迷的老先生被送來急診，再轉進加護病房，一位護理師說：「阿丹醫師！妳一定認得這個病人。」

「我沒看過，他不是我的病人。」天啊！我怎麼會認得呢？昏迷又雙腿膝上截肢的老先生，太可憐了！

「阿丹醫師！他就是之前雙腳都壞死了，他的家屬跟我們要牛奶的那個阿公啊！」

「我的天啊！他不是已經病危返家，應該早就死了，怎麼還會出現在這？」另一位護理師說：「阿丹醫師！這位病人我曾經在七個月前照顧過他，那時我是在一家私人醫院，主治醫師說：『雙腳壞死，那就給他截肢吧！』截肢後呼吸器用了好長一段時間。我之所以對他印象特別深刻，是因為他手術後的第二天家屬就不再出現了，也積欠很多的費用，要讓他出醫院我們還三催四請，家屬才來辦理出院手續。」唉！真是淒慘，老先生的兒子明明答應我要讓他回家善終，卻是將他丟到另一家醫院。

護理師接著說：「後來我又聽說，他從我之前服務的那一家醫院出院後，並沒有回家，他的兒子是把他送到另一家安養中心，住了幾天後，因為泌尿道感染送醫住院，治療好了原本要送回安養院，因為家屬積欠安養院很多的費用，所以安養院不收了。因為家屬不出面，病人沒有辦法出院，最後通報社會局，由社會局安排到另一家安養院，老先生經常就是因為泌尿道感染或肺炎往返醫院。」

唉！真是悲慘！

因為是弱勢家庭，安養院認為將他送到公立醫院比較好處理，因此這次他呼吸困難就被送來我們醫院。在這種情境下看到這位老朋友，我很難過，我必須再和他的家屬溝通，連續打了很多通電話都沒人接，好不容易在第二天的晚上，他的兒子終於接電話了。

「您好！我是陽明大學附設醫院的陳秀丹醫師，您可能還記得我，七個月前我曾經照顧過您的父親。」

「哦！哦！我記得，我記得。」

和他短暫的寒暄後，我說：「您之前不是答應我要讓父親好好的走嗎？怎麼現在是被截肢的呢？」

「那時我是想帶他回家啊！可是沒人可以照顧，怎麼帶他回家啊？所以只好送去安養院，結果那一家安養院又不肯收，只好改送到一家私人醫院，才在那裏被截肢。」

「那這次怎麼又讓他插管呢？」

「被轉送去你們醫院，你們的急診室又沒有通知我，我也不知道他會被插管。」

「怎麼沒有連絡你呢？我們急診室的醫師打了好多通電話，你都沒接，轉到加護病房後，我也打了兩天的電話你才接，怎麼說我們沒通知你呢？」

「我的兄弟有的已經死了，有的連絡不到，也不知道逃到哪裡去了，現在可以處理爸爸事情的人，就只剩下我一個人，我要工作賺錢才有飯吃，要不然妳要我怎麼辦？」他這麼說也有道理，這是一個弱勢的家庭，我們只能盡力幫忙。

「我想你一定也不忍心父親繼續這樣受苦，所以請你明天無論如何一定要來醫院，最好其他家人也一起來，這樣子我們就可以好好談一談父親的醫療情況，也可以談維生設備的撤除。」

「好！我明天一定會去。」

隔天，老先生的兒子果然信守承諾和妹妹一起來醫院，我對他們說：「您的父親意識不清，插著呼吸器和鼻胃管，這樣的日子是很痛苦的，如果不幫他拔管，他將會繼續痛苦很久；如果腎臟更一步惡化，必須洗腎就更痛苦了，不只你的父親痛苦，你們的壓力也會更重，我想你們一定也很不忍心爸爸這樣受苦，對吧？」我仔細分析爸爸的身體狀況，以及孩子本身所面臨的問題。

「醫生！妳說什麼我就接受吧！」

「現在能幫爸爸解除痛苦的，就是撤除他的維生設備，讓他脫離病痛好好的走，因為你的父親已經是生命末期，繼續下去也只是折磨受苦。」

「好！讓我爸爸好好的走。」

我們再請一位醫師共同認定老先生是生命末期患者，有了老先生兒子的簽字後，我們為病人拔掉氣管內管、撤除維生設備，再將他轉到安寧病房，不久老先生就安然往生了。回家的路竟然繞了七個多月，真是一段曲折遙遠的荊棘路。

雙腳壞死的病人，在台灣的加護病房是很常見的，還有一個案例也讓我印象非常深刻。有一個老伯伯他的意識清楚，因為長期抽菸而罹患慢性阻塞性肺疾病，血管硬化得很嚴重，兩個下肢都栓塞了，心臟內科沒有辦法打通他的血管，兩隻腳就慢慢的壞死，先由腳趾頭開始沿著小腿脛上，當壞死到膝蓋時，老伯伯發生敗血性休克，病房的醫師緊急為他插上氣管內管後，送進加護病房。

我告訴他的女兒：「老伯伯受苦了，他的兩隻腳已經壞死，難道還要去做膝上截肢嗎？他的心臟功能也很不好了，這是一個末期的心臟；腎臟功能也很差了，截肢要冒著很大的風險，麻醉時的風險就是其中之一。像這樣的病人，不截肢單靠抗生素去控制敗血性休克是沒有用的，因為兩隻壞死的腳，就是一個感染源，但截肢後生活品質也很差，呼吸器很可能無法脫離。」

「醫生！好吧，我們不截肢、也不用抗生素。」

「我們把呼吸器拔掉，老伯伯很快就會往生了，如果不拿掉呼吸器，每天還繼續灌食，即使不使用抗生素，他還是會痛苦的存活一段時間。」

「醫生！抗生素可以停掉，但是呼吸器不可以拔掉，繼續維持這樣就好了。」在七、八年前，台灣的安寧療護概念還不是很成熟，要家屬接受維生設備的撤除是很困難的。

這麼嚴重的壞死，病人會很痛，我們使用了鎮靜劑以及包括嗎啡在內的止痛劑。果然不出我所料，老伯伯的兩隻腳壞死情形，不斷不斷的往上延伸，雙腳就像黑炭那樣的黑漆漆，還流出黏黏稠稠的液體，同時發出腐敗的惡臭，看到這樣的景象，真是叫人怵目驚心。老伯伯痛苦的拖了三個星期後，總算是解脫了。

一開始如果不要插管急救，老伯伯就往生了，他也不用眼睜睜的看著自己的雙腳，從下而上慢慢的變黑壞死。一般的衰老只是容顏很慢的轉變，而腳壞死是很明顯的由紅潤的皮膚漸漸變成深黑色，還伴有體液流出與惡臭，這種殘酷的轉變，病人的痛苦和恐懼不是一般人能理解的。

生命的意義是什麼？醫療的本質是什麼？在兩隻腳壞死的病人身上，我看到醫療很殘酷地在延長末期病人的苦痛。

在乎別人想法，違背老婆意願的男人

如果我們不在乎醫療資源的浪費與家屬的負擔，
那病人先前的主張、
病人的苦痛與生命尊嚴總該被重視吧！

有一位中年婦女罹患腦瘤，這個腦瘤長的速度很快，她的主治醫師告訴她：「如果要避免腦瘤造成的傷害，現在就是手術的時機，但是手術有風險，有可能開刀後意識不清。」這位婦女認為不開刀遲早也會死，開刀雖然有風險，但也有成功復原的機會，所以她決定在北部的醫學中心切除腦瘤。

她在手術前，很慎重的交代她的先生及家人：「萬一手術後變成意識不清，那樣的日子太沒意義，我苦你們也苦，請不要讓我整天躺在醫院，我不要插呼吸器，也不要做氣切，請讓我好走。」很不幸手術之後，這位婦女再也沒有清醒，手術時被插上的氣管內管也持續的插著，因為她已經無法自行呼吸了。

她的先生陷入兩難，他想履行太太先前的意願，可是太太的父母、兄姊持相反意見，俗話說：「人言可畏」，先生最後選擇違背太太的意願，因為他不想得罪太太的家人。病人在加護病房住了六十幾天後，先生同意做氣切，之後病人被轉回先生的故鄉——宜蘭。我曾經是她的主治醫師，看到這位病人的模樣，我的心情是很不捨的，這是一個苦痛的靈魂，她的靈魂被禁錮在這個無法享受美好生活的軀殼上。

婦人的兒子才六歲，幸好宜蘭的親戚伸出援手幫忙照顧，先生才能安心的在外地上班，她的這位親戚也很盡責，三天兩頭就會來探視婦人。先生只有假日時才會來醫院看她，但總是短暫出現，很快的就離開了。娘家的人雖然主張要她活著，但卻從沒出現在病房。

某個星期日的早晨，我在病房門口看到一張陌生的臉孔，會客結束時間還沒到，他就已經起身準備離去，我趕緊和他打招呼：「請問您是來會客嗎？時間還沒到您就要回去了嗎？」我喜歡和病人的家屬溝通，讓他們了解病人的實際情形，所以比較常來的家屬我都認得，遇到不常來的，我更要把握時機。

「是的，我是第三床病人的先生，想來看看她，可是看了，她也不會有反應，想想還是回家算了！」才看一下病人就要走，我不知道他是怕觸景傷情，還是對意識不清被做氣切的太太心生愧疚，或是已經沒有感情了。我問他是否可以留下來到辦公室談談病人的現況，順便了解他的想法，他答應了。

「我是陳醫師，前幾個月照顧您的太太，沒有機會和您見面，今天來查房，很高興能認識您。」

「我只有假日才能來，我的親戚曾和我談起您。」

「是呀，您的親戚常來醫院探視您的太太。聽您的親戚說太太在開刀前有交代，萬一意識不清，她不要插管急救、也不要做氣切，她要好好的離去。不知道您現在的想法怎麼樣？」

「就順其自然吧！」他的表情有些無奈。

「可是她現在的情況就是不自然啊！一直躺著無法自理生活是很痛苦的，被抽痰也很不舒服。」

「可是我們的情況，就不允許撤除她的維生設備啊！」他有些激動的說。

「你太太這樣的情形，現在的法律是支持的。」

「法律支持，但是我太太的娘家不支持。陳醫師！我知道妳主張善終，也知道妳在推動安寧緩和條例修法。可是我太太的家人就要她這樣活著，所以我也無能為力。」他是一位高階公務人員，是高知識份子，曾經有朋友送他一本我寫的書《向殘酷的仁慈說再見》。他知道我在推動安寧緩和醫療，可是從言談中，我感受不到他有一絲絲捍衛太太權益的意願。

「像這樣的病人在別的國家早就走了，先進國家也不會用健保給付這類病人的維生設備，因為他們認為在這樣的情境使用維生設備，是在凌虐病人，延長病人的痛苦。其實我們有許多的家屬，就明白表示是因為健保有給付，他們才讓家人繼續使用維生設備，如果健保不給付，他們早就讓病人安詳的走了。也有很多的家屬告訴我，其實他們也希望病人早日結束痛苦，只是礙於某些不正確的輿論，沒有足夠的勇氣去為病人做正確的抉擇。」

「陳醫師！妳應該去推動健保不要給付這類的病人。」很訝異他會脫口說出這句話。我回說：「事實上我們已經在努力了，希望能再修法，讓病人不要受太多的苦。」

「很好，對不起我因為還有其他事情要辦，要先回去了，再見。」說完就轉身離去。真可惜他不能久留，若能多待片刻我很想請問他，如果健保不給付，你願意撤除太太的維生設備嗎？你覺得太太娘家的主張比較重要嗎？受苦的是太太，我們應該尊重她先前的意志才比較合情合理吧！很希望能協助他解開心結，早日讓太太脫離苦難。

這類的病人在台灣是悲哀的，很少人會去捍衛這類病人的權益，因為台灣的醫師，有多數不願意幫病人做維生設備的撤除，即便是病人已經意識昏迷，且昏迷指數只剩下三或四，還是繼續使用維生設備。健保每年花在長期呼吸器依賴病人的費用很龐大，而家屬每個月也要支付至少兩萬伍仟元的費用，對一般的家庭來說，其實也是不小的負擔。**如果我們不在乎醫療資源的浪費與家屬的負擔，那病人先前的主張、病人的苦痛與生命尊嚴總該被重視吧！**

第四章

不當的醫療給付，病人有家歸不得

我要回家

一百多天的苦難，簡直是人間煉獄，
當這位歷經苦難的病人表示要回家的時候，
親愛的家人有沒有設身處地的為病人著想？
號稱救人的醫師有沒有站在病人最大的利益做考量？

在一個很偶然的機會，有人告訴我某一所知名醫學中心的一個案例，有一個五十幾歲的癌症患者，雖然經過開刀、化療一連串的治療，但很不幸的癌細胞還是不斷的擴展，已經擴散到右邊的胸腔，而且占據了三分之二的肺部，當這位患者非常喘的時候，家人將她送到這一所醫學中心，她在急診室裏被插上了氣管內管，並且會診了胸腔外科的醫師，當天做了一件非常恐怖的決定，就是將這名癌末患者送進開刀房，由醫師將右邊三分之二的腫瘤切除。這是一位生命末期的患者，當她被插上氣管內管的那一剎那開始，就注定了她的苦難。

她在加護病房的情況，即便事隔多年，每當我想起這個案例時，我的心痛依然存在。她被手術之後，右邊的胸腔插了一支胸管，這是胸腔手術之後必備的，目的是導引出組織液與血水。幾天之後，很不幸的，左邊肺部因為感染而產生膿胸，因此左邊的胸腔又被插了一支胸管，可以想像這位患者，嘴巴有氣管內管，鼻子有鼻胃管，胸腔的左、右邊被插了兩支胸管，雙手也插了點滴，還有一根導尿管，這是多麼痛苦與殘酷的景象啊！但她的苦還不只這樣，主治醫師還在加護病房幫她打化療。

二十幾天後，住院醫師告訴主治醫師：「病人表示我要回家」，我相信這位患者一定是經歷了很大的苦痛，才會使盡殘存的力氣，表示她要回家的念頭。

很悲哀的是，沒有人為這個弱勢的病人爭取她應有的權利，又過了幾天這位患者腎臟功能壞了，小便解不出來了，主治醫師又開始安排她洗腎，又經過一個星期之後，她陷入昏迷，就這樣在加護病房裡全身插滿管子住了九十幾天之後，主治醫師居然還大言不慚的表示：「病人呼吸器脫離有困難，所以今天要轉到呼吸照護加護病房。」

這位可憐的患者，轉到呼吸照護加護病房的第六天死了，終於擺脫這痛不欲生的日子。我們回顧這位患者，這一百多天的苦難，簡直是人間煉獄，從急診室被插管就是一個錯誤的開始，被送去開胸腔的手術，更是最大的過錯。我曾在許多場合問不同的人，如果是您的家屬或是您自己，會主張開這種刀嗎？結論都是：「不會」，這是一個只要有些微醫療常識的人就可以知道的事，為什麼我們台灣這家醫學中心的醫師，會去幫病人開這樣的刀？

如果這是患者家屬的主動要求，有良知的醫師也應該告訴家屬，這種刀開了只會更痛苦，不會更好。我不知道當時的手術是誰提議的，但做為一位專業的醫師絕對比家屬還要清楚，也比病人還要清楚，癌細胞擴散這麼嚴重的癌末患者是不能開刀的，癌症末期已經是痛苦無比了，我們不應該再去延長病人痛苦的時間，還讓痛苦的指數激增千萬倍。

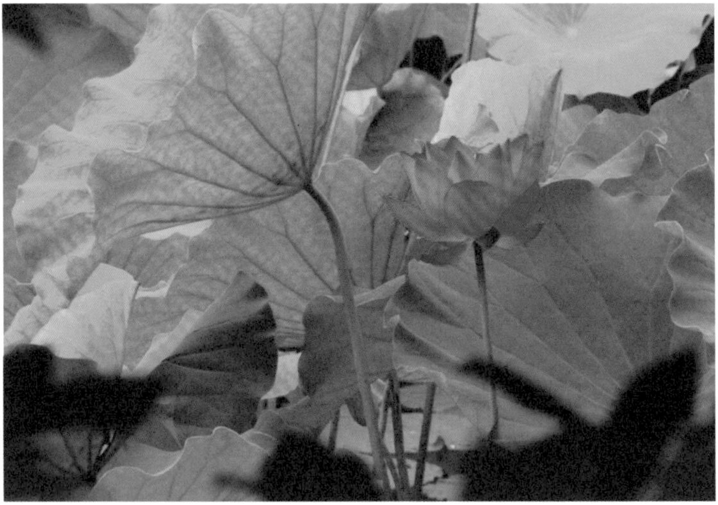

這期間還為病人做化療、洗腎，這到底是什麼樣的世界，居然能存在這種慘絕人寰的醫療？當這位苦難的病人表示要回家的時候，親愛的家人有沒有設身處地的為病人著想？號稱救人的醫師有沒有站在病人最大的利益做考量？我相信照顧過她的醫師、護理人員、呼吸治療師，看到她的痛苦，內心也一定很不好受。

這一百多天的苦刑是可以避免的，她無辜受罪這麼久，這麼痛苦的活著，到底是為了誰？健保局還要為這個傷害病人的療程付出龐大的費用，全台灣有繳納健保費、所得稅的人，也都要分擔這個恐怖的整人費用，多麼的可悲啊！但可以肯定的是，這位醫師可以在這一長串折磨病人的行為中，獲得一些績效獎金，醫院也可以從健保局得到為數不少的健保費。

聽到這樣的案例，我的內心非常的悲憤，當這個病人被插上呼吸器的那一刻起，就注定了她的痛苦是被延伸的，主治醫師最後居然還說病人的呼吸器脫離有困難，專業的醫師老早就心知肚明，像這種末期病人根本就不應該被插氣管內管使用呼吸器的，插了就必定無法以良好的狀態被拔管，拔管的那一天也就是即將死亡的時候。這樣的醫療行為是不應該的，就好像明知一個人就要死了，故意不讓他好死，還在他的傷口上灑鹽、壓榨，一點一點的凌虐至死。

美國的胸腔醫學會早在二十幾年前，就已明白的告訴其會員：「**無效醫療的選項，醫師不應該提供；無效醫療的行為，醫師不能做，即使病人本身要求，醫師也必須斷然拒絕，因為一旦醫師施予無效醫療，就是將醫療專業踩在腳底下，這是不合醫療倫理的行為。**」

台灣什麼時候才能跟上國際的腳步，讓醫師可以將神聖的醫療專業擺第一，而不會被金錢利誘、不會被不懂醫療的家屬指揮與恐嚇？這位患者被錯誤的插管、開刀，有良心的醫師看到病人哀求要回家，理當為她撤除維生設備，立即拔管，而不是讓她被折磨了一百多天之後，才面目全非的離開人間。

我們的健保局需要好好的檢討，珍貴的醫療資源應當用在幫助病人及預防疾病，無效的醫療應該停止給付，才能有效杜絕慘無人道的醫療行為，健保才能永續經營。如果是病人或家屬執意要求無效的醫療、甘願白白受苦，醫師也甘願出賣醫療倫理，那就請使用者付費，不要叫全民買單來做恐怖的事！

假如我們的醫療行為沒有好好被規範，健保還是這樣被無止境的耗用，縱使所得稅、健保費不斷持續的增加，仍然無法填補醫療的大黑洞，健保遲早還是會倒的，我們的國民、我們的子孫，就再也不能享有讓外國人稱羨的台灣健保了。

酗酒者的悲歌

身為一家之主的爸爸沒有挑起家庭重擔，
只愛喝酒不務正業，酒醉時還可能會打人，言行失序，
他不再是家庭的棟樑，而是家庭的累贅。

有一位五十二歲的病人，被送到急診室時已經沒有呼吸、心跳，在施予心肺復甦術之後，被送到加護病房來。他骨瘦如柴、眼窩凹陷、皮膚蠟黃、左腳有四根腳趾壞死、腳背沾滿頭髮、腳底佈滿污垢，想必是長期酗酒，不太注重身體清潔且欠缺照顧，才會有這般嚴重的模樣。

我詢問病患的家屬：「他常喝酒嗎？」

家屬回應：「是。」

我接著問：「他腳的傷口有多久了？」

病人的妹妹很訝異的說：「我哥哥的腳有傷口嗎？我們沒有看到他的腳有傷口啊！」

「請問妳最後一次看到他是什麼時候？」

「今天清晨我哥哥的兒子通知我，說他的情況不好了，我就趕到他家，看到他不省人事，躺在床上蓋著被子，就馬上叫救護車送來醫院。」

「你們平常沒有住一起嗎？他的營養不良是長期累積的，他的腳趾壞死，看起來也有好多天了，你們都沒注意到嗎？」

病人的太太面有難色，病人的兒子低頭不語。

「你們沒有住在一起嗎？」

太太：「有啊！可是我沒有注意到他的腳壞死。」

「他是不是喝酒喝得很厲害？」

太太：「他每天都喝酒，醫生！我們家很窮耶！我們沒有勞保，也沒有健保，我們家繳不起健保費耶！」

「很窮怎麼有錢買酒喝，沒錢繳健保呢？」

病人的妹妹：「米酒很便宜啊！一瓶才二十七塊錢。」

唉！廉價的酒太容易取得，讓病患喝到營養不良、喝到家庭關係疏離。「他已經沒有救了，他的血氧非常低，動脈血酸鹼度六．八，這樣的情形是救不回來的，你們帶他回去吧！」

不久家屬到護理站提出抗議，病人的妹妹說：「剛才我看到我的哥哥簡直就像個木乃伊，他腳上的傷是不是你們不小心弄出來的？」

護理長很驚訝家屬竟然會這麼無厘頭，她回說：「傷口要好多天才會壞死成這樣，怎麼可能是我們今天早上弄的！」

午餐時護理長很氣忿的告訴我這件事，我也覺得很不可思議，家屬自己沒有照顧好病人，醫師和護理師忙了大半天，反倒被質疑，而且我早上已經告訴過家屬了，他們居然還有這樣的反應，實在令人氣結。

聽完護理長的抱怨，我走出加護病房門口，剛好聽到病人的妹妹質問病人的子女說：「你們每天送飯到房間，是不是只把飯放到床邊就走了，沒有招呼爸爸吃飯，或餵他吃？」聽到這樣的對話，我心裡很難過，這個家庭的功能已經不存在了，身為一家之主的爸爸沒有挑起家庭重擔，只愛喝酒不務正業，酒醉時還可能會打老婆、打小孩，言行失序，他不再是家庭的棟樑，而是家庭的累贅，早已失去家人對他的敬重，幸福、前途、生命就這樣斷送在酒精裡。

對於這種弱勢的病人，我們該怎麼看待？如果他是個小孩，我們會說父母沒教導好；如果這是個老人，我們會說是子女沒盡到孝順義務，可是他是個中年人，理應好好賺錢養家，撐起一個家，怎麼可以讓自己爛醉傷身，還連累家人？我實在不忍心再苛責病人的小孩，有誰希望自己的爸爸是這個樣子？孩子本身也是受害者，真的已經夠難為他們了。

家屬質疑病人的傷口，我也質疑病人死前是否受到合理的對待，我事先明確的向家屬表示，這位病人的死亡診斷書我沒有辦法開立，必須請檢察官行政相驗。病人的家屬為了我不開立死亡診斷書，竟找了警察局和衛生所的人員來電關心，經過詳細解說，他們終於了解這個困境。

我常想，我們的社會了解這樣的病人嗎？應該用什麼樣的心態來看待長期酗酒的病人？天氣涼了，急診室常常送來一些酒精性肝硬化、上消化道出血的病人，這類的病人以男性居多，大多是三十幾至四、五十歲，他們經常喝酒，常有家屬抱怨：「一天不喝酒就要罵人、打人，喝醉了同樣是要罵人、打人」。

這類病人常因上消化道潰瘍出血或食道靜脈曲張、胃靜脈曲張而大吐血，被送來急救後轉到加護病房，腸胃科的醫師不分晝夜、假日、颱風天或是寒流來襲的深夜，隨傳隨到，醫療技術人員同樣二十四小時待命，為這類病人緊急做胃鏡，希望盡快為他們止血，血庫也要隨時備血，大家盡力的醫治病人，可是經常是病人出院沒幾天，又因酗酒吐血送來急診。

家屬愁雲慘霧、痛苦萬分，要放也不是，不放也不是；家屬都知道酗酒的人，沒有酒喝的日子比死還要難過，當吐血時不送醫院又好像有點內心不安，送來醫院好不容易出院了，沒幾天又出事了，真是折騰人。

護理長有感而發的說：「阿丹醫師！我每次捐血，都會頭暈個幾天，我們是不是可以立法，我們捐血的人是不是可以選擇，不要輸血給這種一再酗酒及出血的人，他們只會糟蹋自己的身體、濫用健保資源；我們捐血是為了救治值得醫治的人，才將我身體裡寶貴的血捐出去，並不是醫治這種醉生夢死的人。」

在醫院我們常看到酗酒的病人，因酒醉鬧事受傷、骨折等情況被送來急診，等傷口包紮、骨折手術後，麻醉藥也消退時，病人就開始大鬧急診室、大鬧加護病房，也常找醫師、護理師出氣，也曾有拿床頭板追打護理師的，甚至有護理師被扭傷。以前我們的護理師不會對病人提出告訴，家屬也頂多說幾聲「對不起、對不起」就了事，現在如果不幸有此類情況出現，許多醫護人員會主張提告捍衛權益。

酗酒是台灣社會很大的問題，不僅浪費醫療資源，酗酒者的生命也提前報廢，國家應花更多的心思，來探討與提出解決問題的方案。

同樣是嵌入性痂氣，治療過程大不同

很多末期患者生命就要結束了，卻臨時被增加多餘的「治療」，但患者是非常痛苦的，感覺就像是活活被折磨到死，這樣的醫療是很殘暴的。

阿霞阿嬤是一位八十六歲的老人家，一輩子務農養大了六個小孩，兒子們都是善良勤奮的農夫。阿嬤因為近來身形明顯消瘦，體力也變差，到醫院檢查發現得了膽道癌，癌細胞也已經轉移到肺部，主治醫師告訴她的孩子，阿嬤的病情嚴重已經不久人世了，不適合再做積極性的治療，孩子們聽了很難過，決定暫時不要跟阿嬤提癌症的事，兄弟們也事先商量好，讓阿嬤舒服就好，不要開刀與化療，萬一大限來時不要急救，讓阿嬤一路好走。

一個月後阿嬤的肚子疼痛異常，經過醫師的診斷，原來是阿嬤年輕時腹部曾經開刀，產生腹部的疝氣，現在她的腸子卡入這個疝氣內，瀕臨腸子可能壞死的困境，肚子脹得很厲害，外科醫師告訴家屬：「阿嬤的腸子卡在疝氣裡，不開刀腸子會壞死，阿嬤也會死掉，開刀有風險，但不開刀阿嬤很快就會死了。」

家屬聽了內心很掙扎，阿嬤年紀這麼大了又是癌症末期，開這個腸子的刀，只怕是讓老人家活受罪而已，但是不開刀眼見阿嬤就要死了，討論的結果還是讓阿嬤接受這個手術。手術很順利，第二天主治醫師一早就幫阿嬤拔除氣管內管，因為癌細胞之前就已經擴散至肺部，肺功能很差，拔管後阿嬤呼吸很喘，只好幫阿嬤裝上面罩式的呼吸器，雖然面罩式比插管好多了，但是面罩長時間壓著鼻梁和臉頰，也是挺不舒服的，家屬看了也很捨不得，手術後的第十天，阿嬤因肺炎併發呼吸衰竭去世了。

孩子們很懊惱，覺得當初開刀的決定似乎沒有幫到阿嬤，反而讓阿嬤多疼痛十天才死亡，她的大兒子說：「唉！之前醫師就說我媽媽癌症末期了，最近就會死，我們也都有心理準備，她已經辛苦一輩子了，不要再讓她受苦，我和弟弟妹妹們也都商量好了，大家要常常來陪她，希望她最後的日子能過得比較快樂、平順，怎麼突然的一個疝氣，擾亂了我們的心智，害媽媽死前這麼痛苦，我們實在很難過。如果當初不開刀，給她止痛舒服就好，我媽媽就不會一個人躺在醫院，痛苦這麼多天。」

看到這一群樸實善良的家屬，這麼的悔恨與不捨，醫護人員們心裡也很難過。阿嬤臨死前多挨這一刀徒增痛苦。事後這個案例被提出討論，這讓我想起四年前，我在紐西蘭當觀察醫師的時候，也有一個類似的案例：

紐西蘭奧克蘭的城市醫院，有一天急診來了一位嵌入式疝氣的老爺爺，他已經七十六歲了，他有很嚴重的慢性阻塞性肺病，稍微動一下就喘，醫師們決定隔天早上要幫這位老爺爺的疝氣開刀，可是到了半夜老爺爺突然喘得很嚴重，醫療團隊重新開會審慎評估，決議取消手術。

因為他們認為老爺爺的肺功能很差，開刀時插上呼吸器，開完刀身體會更虛弱。肺部這麼差，呼吸器就很難脫離，很可能會成為長期呼吸器依賴患者，這樣毫無生活品質是醫生和病人都不樂見的結果。

醫療團隊告訴老爺爺：「根據您的檢查報告，考量您的身體各項功能，確認您不適合開疝氣的手術，因為開刀會對您的身體造成很大的負擔，我們認為採取較保守的治療，對您會比較好。」

紐西蘭是全球死亡品質第三好的國家，紐西蘭人重視生活品質與生命尊嚴，一旦預期醫療的結果不能讓病人獲得好處，反而會帶給病人很不好的生活品質，如最近或近期會死亡，或成為植物人、長期呼吸器依賴者，紐西蘭的醫師會立即終止加護病房的照顧，改採安寧療護，讓病人安然往生。

紐西蘭的患者及家屬大都很信任醫師，也都會配合醫師的作為。隔天早上原定的手術取消了，我和安寧小組一起到急診室探望老爺爺，因為上半夜的醫師已經讓老爺爺使用嗎啡，所以我看見他時，他的喘已經改善很多，疼痛也減輕不少。安寧小組的護理師為老爺爺繼續開立嗎啡、鎮靜劑，同時為他連絡安寧醫院。後來老爺爺轉到安寧醫院以後，我就沒有再看到他了，我相信他在那裡應該會得到很好的照顧，免受開刀之苦，比較舒服的走完人生。

同樣是疝氣，紐西蘭的爺爺相對是比較幸福的，因為他人生的最後幾天沒有使用呼吸器，肚子也沒有被挨一刀，台灣的這位老阿嬤，近期就會因末期的膽道癌而結束生命，只因為死前有了這個嵌入性疝氣發生，被增加了開刀的疼痛，這在先進的國家是不會發生的，但在台灣的醫療卻很常見。很多末期患者生命就要結束了，卻臨時被增加多餘的「治療」，例如開刀、化療、急救……等，雖然有些處置可以延長患者幾天的生命，但延長的這些日子是患者用痛苦換來的，感覺就像是活活被折磨到死，這樣的醫療是很殘暴的。

台灣的醫療比較欠缺以病人舒適度來考量，我們這位醫師的思考如果能和紐西蘭醫師一樣，阿霞阿嬤的最後旅程就可以比較安適，她的兒女也不會懊悔。

很多年以前一個假日的晚上十點多，急診室來了一個長得福福泰泰的老奶奶。她有冠狀血管的疾病，其他血管的條件也不是很好，這次是因為肚子痛住院，經過電腦斷層掃描發現，這很可能是一個缺血性腸病變，腸子壞死，需要緊急手術，否則很快就會死亡，我當時想老奶奶年紀大了，應該找一位我很信任的外科醫師來幫她動手術，這樣會比較好。那時我們醫院有一位開刀技術非常高超的外科醫師，可是那一天剛好是休假日，我用電話連絡這位醫師，問他現在人在哪裏？他說：「阿丹啊！我正在街上吃宵夜。」

「那你回來幫我看一個老奶奶，我請你喝咖啡好不好？」在假日的夜晚又沒有輪值班，而且是在外面吃宵夜的情況下，這位熱誠的好醫師一接到電話後，很豪爽的馬上趕回醫院。

「啊！老奶奶要趕快手術了，看起來是腸子壞死了，不手術大概撐不了幾天，至於壞死多少只有開刀才知道。老奶奶年紀這麼大了，麻醉也要很小心，術後照顧也是個問題，這些都要和家屬講清楚。」我也緊急連絡值班的麻醉醫師，大家一起和家屬會談，結果病人和家屬都同意做這個手術。

開刀發現腸子果然壞死了一大截，切下將近一百公分的腸子，手術後老奶奶著實過了一段很辛苦的日子，呼吸器用了二十幾天才撤掉，出院後，因為腸子短了一百公分，吸收也相對變得很差，有多次回來住院打營養劑。半年多以後，這位老奶奶過世了。

我的這位外科好友，很感嘆的說：「唉！當初為老奶奶開這個刀真不知道是對還是錯？不開她一百多天以前就去世了，開刀後這幾個月，老奶奶的生活過得並不好，每隔一段時間就必須住院用中央靜脈導管打營養針，原來是一個圓潤福泰的老奶奶，因為吸收不良身材瘦了一大圈，加上血管太細不好打針，打到老奶奶一看到護士拿針筒就害怕，看了實在很捨不得。」這個案例引發這位優秀醫師的省思，他真的是一位善良貼心的好醫師。從此遇到類似的案例，我也會更仔細評估，避免老人家晚年過得太辛苦。

芬蘭是一個醫療理念很好的國家，國家肯花大錢作預防保健、預防跌倒、預防骨質疏鬆。政府常常鼓勵他們的國人趁年輕時到世界各地做志工，年紀大了才回到芬蘭養老。因為預防醫療做得好，上網你可以看到很多七、八十歲、甚至九十歲的老人蹦蹦跳跳的做運動，而且做得比我們一般人還要好，像是吊雙環、吊單槓、跳躍、前空翻、後空翻、劈腿……等，他們的老人都活得很健康、快樂又有尊嚴，芬蘭政府希望人死亡前兩個星期才臥床，他們的國家不會有那麼多的無效醫療及植物人。

台灣的醫療恰恰相反，我們國家花在預防保健、預防疾病的錢很少，卻花非常龐大的數目在末期病人以及無效醫療，光是長期呼吸器依賴患者去年就花了二百七十一億元，植物人每年也花了超過二百億元。國人的所得沒有增加，繳的稅金、健保費卻不斷增加，人民的生活壓力大，痛苦指數也跟著增加。

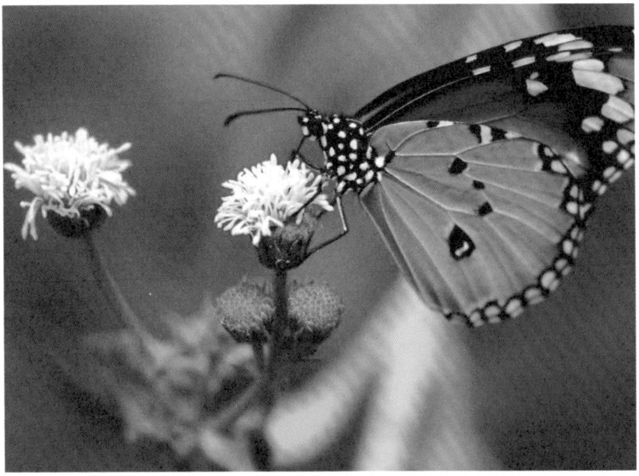

改革一定會帶給某些特定人士壓力、短暫的痛苦與反彈，但「不經一番寒澈骨，焉得梅花撲鼻香」，為了嘉惠廣大的國民，我們要學習先進國家，拒絕無效醫療，把錢省下來用在預防疾病、宣導促進健康的生活模式，以提升國人生活品質與生命尊嚴，這才是大家的福氣。

醫師，你們就幫我兒子拔管吧！

多少次的半夜驚醒，
想到兒子在呼吸照護病房所受的苦，
我不知道哭了多少次，我實在捨不得他這麼痛苦。

小羅是一位二十幾歲的年輕人，六年前因為一場車禍導致嚴重的顱內出血，送到醫院時昏迷指數很低，神經外科的醫師說：「顱內出血這麼嚴重，這種刀不能開，因為開了很可能死在開刀房，如果存活下來也只是個植物人。」

小羅的母親不捨兒子就這樣離開，她獨排眾議的說：「我要小羅活著，即使是植物人我也甘願。」

小羅在母親的期盼下開了刀，成為一名使用呼吸器的植物人，他沒有自發性的呼吸，只要呼吸器一拿掉他就會立即死亡。一開始他的家人經常有很多的成員一起來看他，一起幫他做肢體按摩、擦澡，溫柔的對小羅說話，漸漸的來的成員越來越少，後來只剩下父親會來看他，只要不是下雨天、颱風天，大都可以看到父親出現在慢性呼吸照護病房，吃力的為小羅做肢體運動，母親則是偶爾來看一下。這六年來，小羅的體重日益增加，肚子更是胖了一圈，由現在的模樣很難想像當年的他是多麼的帥氣英挺。

有一天我和他的父親閒聊，這位看似剛強的父親突然對我說：「陳醫師！我的兒子很可憐，你們有誰可以來幫我兒子拔管呀？」

「羅爸爸！這件事情其實並不困難啊！只要您簽下同意書，醫師就可以幫您的兒子拔管。」

「我就是簽不下去啊！」爸爸很無奈的說。

「為什麼？」

「因為十年前我七十六歲的老母親，有很嚴重的腦中風、意識昏迷也呈現呼吸衰竭，醫師問我們要不要插管急救。當時我想母親如果這樣活著也是受罪，我是家中的長子，於是簽下了不插管急救的同意書，母親就這樣往生了。之後我的弟妹們都不能諒解，使我內心非常痛苦，這個陰影讓我不敢再做重大的醫療決定。就像當初我明知兒子的情況不能救，救活了會更痛苦，但我就是開不了口。這六年多以來，多少次的半夜驚醒，想到兒子在呼吸照護病房所受的苦，我不知道哭了多少次，我實在捨不得他這麼痛苦。」聽到他娓娓道出這段令人心酸的事情始末，我終於了解他的心痛與無奈。

「您的母親年紀大了，嚴重的中風導致呼吸衰竭，本來就不應該插管急救的啊！我的母親也是這樣，我也不讓她受這種苦，我和您同樣選擇不插管急救，讓母親好好的走，我的兄姊也都支持我。您的弟妹們不諒解是因為他們不懂，這種情形在先進的國家像英國、澳洲、紐西蘭，甚至我們對岸的香港，根本就不會為這樣的病人急救，也不需要家屬簽同意書。您的做法是對的，急救只會帶給母親及全家人更大的傷痛，您的兒子受苦六年多了，太辛苦了，您就讓他走吧！」父親會意的點點頭。

我接著說：「但是在台灣，家屬沒有簽字，哪個醫師敢為病人拔管？您的兒子這麼年輕，不拔掉氣切管而要等到他心跳自動停止是很困難的。在病房，他一有肺炎、泌尿道感染，醫師就會馬上給予抗生素治療，他的生命假象就會不斷的被延長，他的痛苦也就繼續存在。沒有家屬簽字，誰敢拔啊！萬一那天您的某位家人跑出來控告醫院，那醫院不就『衰』到沒完沒了。」

「醫生！我真的簽不下手，但我真的很不忍心看我兒子繼續受苦，很希望有人可以為我兒子拔管，我一定不會告你們，我會非常的感激你們。」這位可憐的老爸爸，發自內心沉痛的告白，我很想幫忙，但實在是愛莫能助，因為爸爸保證不會提告，但其他的家人會不會無理取鬧呢？

我們現行的安寧緩和醫療條例規定，意識昏迷的生命末期病人（由兩位專科醫師認定），如果意識清楚時沒有表達醫療意願，也沒有醫療委任代理人，在這種情況下，已經使用的維生醫療，只要有一位家屬簽字同意終止維生設備的使用，醫師就可以合法的為病人撤除維生醫療。這是法律的規定，有很多家屬很想簽下同意書，但內心卻有很大的壓力，因而簽不了手。

其實醫療是很專業的行為，當病人危急時醫師為病人急救，但急救後的結果不符合病人的最大福祉，按照醫療倫理，醫師理應要幫病人撤除維生醫療，讓病人安然往生；但在台灣，為病人撤除維生醫療時卻要面臨這麼多的問題，家屬非常為難，就像小羅的父親。做為一個醫師無力為病人及慈祥的老爸爸解除痛苦，我的心裡真的很憤慨也很難過，現行的安寧緩和醫療條例還必須再補強呀！

幾年前有個案例讓我印象深刻，有一位先生對太太的愛非常深厚，他的太太意識不清、無法自行呼吸，住在慢性呼吸照護病房長達七年，他也在醫院住了七年，翻身、按摩、擦澡，照顧得無微不至，太太身上都沒有褥瘡。

這些年來沒有人看過病人的小孩來探視病人，一直都是這位先生獨自照料。後來照顧有了變化，有一天，我代理同事去查房，我非常訝異看到病人的尾骶骨部位出現了褥瘡，指甲很長沒有修剪，全身皮膚乾燥有多條裂紋，緊握的雙手指縫藏了不少污垢，那種慘況很難用文字來形容。

她的身體清潔怎麼會做得這麼差？一向隨侍在側深情款款的先生到底怎麼了？經過護理長的解說才知道，原來她的先生已經失去早年的熱度，這兩年來經常有事外出，有時會拿錢請隔壁床的外籍看護順便幫忙清潔和照顧，外出的時間越來越長，有時一出去就是兩、三天，外籍看護要照顧自己的主人，還要照顧別人，分身乏術之下照顧的品質當然變差。

我認為這位先生也辛苦太多年了，俗話說：「久病床前無孝子」，雖然他照顧的不是父母，照顧太太同樣是很累的，尤其是這種意識昏迷又使用呼吸器的病人，除了每天擦澡之外，還要經常為她翻身、以避免褥瘡產生，這些除了愛心、耐心，還要有很好的體力才能長時間勝任，而且你對病人再好、再怎麼仔細呵護，病人也不能回應你，久了自然熱情也會被澆熄，這是人之常情，我們不能太過苛責，想要勉強他只在醫院照顧太太，而疏於照料家中的孩子、喪失正常的社交行為也是不妥的，我決定和他談談。

「大哥！您辛苦了，照顧太太這麼多年不離不棄，讓我們非常的感動，換成別的男人早就跑了。」

「唉！我就是捨不得她啊！這個女人年輕時幫我生小孩、幫我照顧家庭，付出這麼多，沒想到在家境越來越好時，她竟然得了這個怪病，在醫院一躺就是這麼多年。」

「大哥！難道您沒有想過要讓您的太太改變現狀嗎？放下您的太太讓她好走，您的人生也會獲得某一種程度的自由。」

「沒辦法呀！就是這樣子，不然還能怎麼樣？我就是愛我太太！」在那個年代要家屬做維生設備的撤除是很困難的。

「對！我們都知道您很愛您的太太，以前您都把太太照顧得非常好，我們也都非常感動，而這一兩年來您也許是有其他事情要忙，才會疏於照顧太太，但是愛太太光說不練是不行的，她現在身體滿髒的、還有褥瘡，這樣病人是很痛苦的。」徐大哥聽了之後，頭垂得很低沒有回話。

「如果您不方便幫太太擦澡沒關係，她的手現在污垢太深不好洗，洗也會很痛。」

護理長聽了立刻說：「徐大哥！沒關係，我們一起來幫您太太洗澡，我們幫她把指縫的污垢慢慢的清洗乾淨。」

等病人洗完澡後我再去看一下，實在很難過，由於長時間沒清洗，她的指縫累積太多髒垢，一清洗之後，看到許多點狀的傷痕，這位病人實在太淒慘了。

雖然這位先生經過多年後照顧病人的動力減少了，但是看到一位上了年紀的人還在醫院奔波，我們也為他感到難過，在現今這個人情世事薄如紙的時代，要再找到願意朝夕在醫院照顧太太這麼多年的人，我想是很困難的。雖然最近兩年有些瑕疵，仍然不能抹滅他對太太的付出。

「**放下自己是智慧，放下別人是慈悲**。」如果徐大哥能早日放下，讓太太好好走，也不會有後來的褥瘡產生。徐大哥說：「如果沒有健保，住院費全部都要我們自己出錢的話，我怎麼可能付得起！我太太也老早就死了。」

醫療是要改善病人生活品質，而不是要增加痛苦、製造社會問題。健保給付制度必須合理，絕對不能助長無效醫療，而讓人性的尊嚴與生活品質受到摧殘。

回家的路太難太難……

死亡這條路是每個人都要走的路，
臨終前有心愛的子孫陪伴，相信是臨終者很大的期待，
也是晚輩表達孝心最後的機會。

聯合晚報在民國一〇二年十月十二日有一篇報導：

許多大醫院的安寧病房一床難求，醫師透露，因為雙薪小家庭眾多，擔心長輩回家沒人照顧，即使末期症狀得到控制，還是想住院，形成「長輩想回家、子女想留院」的矛盾。健保局統計，末期患者於安寧病房平均住院十四天，但有患者一住三個月、六個月，這類「出院困難」的患者，可能排擠其他需要安寧療護的人。……中國醫藥大學附設醫院家醫科主任林文元說，安寧療護若病況穩定會

請患者出院，但現在不少年輕人是雙薪家庭，擔心長輩出院以後沒有人照顧，請看護花費又高，想盡辦法不想讓長輩回家。有些家屬擔心病患回家後病情有變化，甚至「開出條件」，除非長輩恢復到「可以走路」，否則不出院。

這篇報導真實反映了臨床醫師的困境，台灣的醫院成了不肖家屬行假孝順，實質推卸責任的地方。我們特殊的健保給付制度，讓很多的家屬認為住在醫院比住在安養院便宜。因為住醫院有很低價但品質優良的醫護人員，住安養院可就沒那麼好。有不肖的家屬就會找藉口不讓患者出院。有家屬曾說：「醫生！我的爸爸還不能走路、還不能吃飯，怎麼可以出院呢？」事實上這位年老的病人早就臥床十幾年，也被灌食十幾年了，這樣的要求簡直是天方夜譚。

安寧病房是提供身體不適、疼痛等無法在家裏被有效控制的末期病人短暫醫療的場所，著重在身、心、靈的撫慰，減輕身體的痛苦、減少病人和家屬對死亡的恐懼與不安。**而靈性的提升，有助於病人將苦難轉化成人生成就的能力，賦予生命意義。安寧病房是一個暫時性的照顧場所**，國外的安寧醫院是設在社區，讓醫院與社區相結合，用社區的資源來提供末期病人服務，也方便家屬探視。在紐西蘭，有跨國大企業提供金援，社區的民眾也會擔任志工、服務病人、提供義賣品來籌措資金，絕對不是將安寧病房設在醫學中心。現在的趨勢更是將需要安寧療護的病人安置在原先各科的病房，而不是集中在一個特殊的病房單位。因為只要是醫護人員，都必須有緩和醫療的素養與訓練，安寧照護小組也可以提供必要的協助。

台灣的醫學中心，竟然能讓可以出院的病患住了三個月、六個月，如此浪費醫療資源，我們的公權力究竟在哪？是什麼樣的因素，讓這些不肖家屬可以向醫師開「出院條件」？是什麼樣的醫療制度，讓我們的長輩想回家卻回不了家？

此風不可長，健保局需要設立機制加以杜絕，嚴懲這類貪心自利的家屬。家是最溫馨的地方，請不要讓我們的長輩有家歸不得。

台灣的法律不夠周詳，讓醫護人員成了弱勢的族群。作為醫師常常面臨無法預期的情況，有時病人會因為其他的狀況突然死亡，這時如果家屬又來恐嚇，要來告醫師，叫醫師如何自處？已經有許多的醫師寧願轉行或提前退休，內、外、婦、兒、急重症的醫師大量流失，號稱醫界的「五大皆空」；如果加上護理人力的不足，台灣醫界成了六大皆空，這絕對不是民眾的福氣。

行醫二十多年，我在工作中也曾遇過許多不合理的事，但也讓我成長不少。我曾遭受一位家屬無理的辱罵、甚至恐嚇，那已是十多年前的事了，有一位癌症患者手術後情況穩定，也已經拔除氣管內管，理論上早就可以轉到一般病房，但家屬希望能讓病人在加護病房多住幾天。可是加護病房床數有限，急診室的重症病人隨時都可能需要遷入，經過評估病情後，我決定將病人轉到一般病房。就在病人即將轉出病房的當天，病人的兒子出面了，他堅持要父親繼續住加護病房，他恐嚇我說：「如果我爸爸出了加護病房有什麼事情，我要妳負完全的責任。」

「我可以保證病人現在的情況是可以出加護病房的，住加護病房的都是重症患者，細菌、病毒多又複雜，留在這裡發生院內感染的機率也比較高，各種機器的吵雜聲也不利病人休息。萬一日後您父親的情況需要住加護病房，我們也會優先讓他入住。」

病人的兒子見我態度堅定，他氣急敗壞、面露凶惡的在護理站大聲咆哮、辱罵，就連我的祖宗八代都被罵了，完全無視醫院病人需要安靜的權益。聲音之大也引來很多人的圍觀，事後甚至有其他家屬也為我忿忿不平。患者的主治醫師得知這件事，也特地買了一本書，專程趕回來醫院送我，書名是《你今天心情不好嗎？》，這是一本非常可愛的動物照片書，配上幽默風趣的旁白，看了心情真的變好了。

外科醫師遇到這樣的家屬也很無奈，想用這本書安撫我的情緒。有位朋友告訴我，患者的兒子是受過高等教育的軍公教人員，家境也很不錯，會這樣無理取鬧實在有失身分。這件事也引起醫院的重視，很多同事紛紛來為我加油打氣，就連當時的副院長也跳出來為我抱不平的說：「陳醫師，告他公然侮辱。」

這位病人我當然還是依臨床的規則將他轉到一般病房，我在乎的是病人的權益與醫療資源分配的公平正義，對這種有能力照顧父母，卻想盡辦法占據醫療資源、規避照顧責任的子女，我是不會妥協的。

因為他的太太曾經在醫院服務多年，比較了解醫院的概況，於是我告訴他的太太：「目前您的公公是符合轉出加護病房的條件，如果每位病患都不轉出加護病房，那加護病房早就人滿為患了，當初您的公公病情危急時也住不進來。醫療資源有限，讓真正有需要的重症患者能適時獲得加護病房的照顧，這才符合醫療的公平正義。全民健保是全民共享，不能存著『各人自掃門前雪，莫管他人瓦上霜』的心態。」

她不斷的點頭稱是，我接著說：「也麻煩您轉告您的先生，請他不要在大庭廣眾之下怒罵、污辱我。人人平等，我是依病人的需要及醫院的規定做事，現在我不跟他計較，如果讓我知道他還在背後罵我，我一定告他公然侮辱。」聽完我的訴說後，她一直向我道歉；從此，在醫院裡，我再也沒看過這個病人的兒子，可能是他事後覺得這樣做不對，不好意思再面對醫療人員吧！

曾經有一位九十幾歲的老爺爺住進加護病房，體重只剩下二十幾公斤，原來他已經在安養院住了十幾年，兒子也會去看他，因為病情加重被送進醫院。我告訴家屬生命末期的照護及善終的重要，家屬也都能理解，但當我要將老爺爺轉到一般病房的時候，他的兒子卻憂心忡忡的說：「醫生！難道不能再住加護病房，等病情更穩定一點再轉出好嗎？」

我委婉的說：「老爺爺住在加護病房或是一般病房都是一樣的，他的身體只會越來越差，不會越來越好，因為他的年紀非常大了，器官都退化了。你在擔心什麼？你擔心他死亡嗎？事實上老爺爺如果往生了，其實也是一種解脫，你看他只剩二十幾公斤的身軀，身上插了一堆管子，還有多處褥瘡，肺炎這麼嚴重，活著真的是受苦啊！」

他的兒子聽了欲言又止，眼眶泛紅的看了看老爺爺。病人的媳婦是我多年的工作夥伴，她接著說：「老公，讓老爸到一般病房吧！在那裡我們要看、要陪都比較方便，老爸也比較有安全感。」

我彎下腰、小心的輕撫老爺爺殘弱不堪的手，接著說：「要孝順就要趁現在，你能看他的日子也不多了，在加護病房只有短暫的會客時間，而且一次只能有兩、三個人進來看他；在一般病房，你一天可以看他二十四小時，兒孫也可

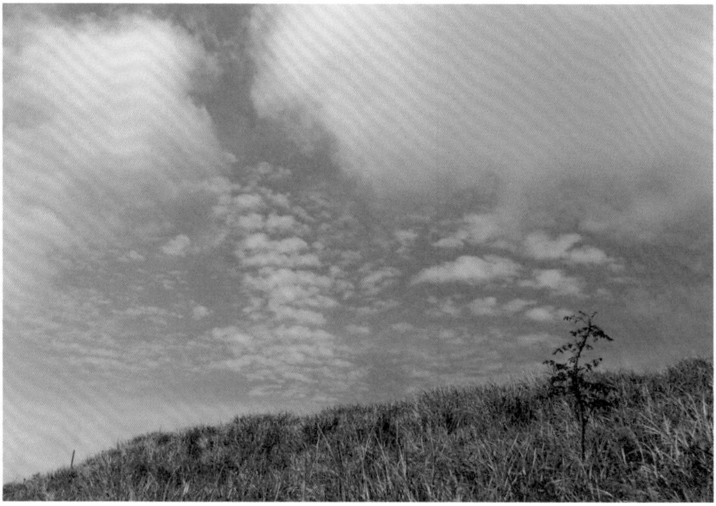

以一起來陪伴他、親近他，不會因為上班、上課時間而錯過會客時間，老爺爺有他鍾愛的子孫陪伴，相信他會走得更安詳。」

死亡這條路是每個人都要走的路，就是不要走得太辛苦。臨終前有心愛的子孫陪伴，相信是臨終者很大的期待，也是晚輩表達孝心最後的機會。

家，是長輩一生努力的動力；家，是長輩心靈的避風港，也是最懷念的地方，千萬不要讓「長輩回家」這件天經地義的事情，變得這麼的困難。

缺愛症——一位醫學中心總醫師的無奈

醫療的本質是行善，
法律必須保障醫師可以拒絕無效醫療，
而良好的醫病關係，才是病人的福氣，也才是全民的福氣。

幾年前，我應邀在台北的一家醫學中心內科部晨會演講，會後有位總醫師跟我說：「阿丹老師，我在行醫的過程中，看過非常多因為無效醫療所造成的傷害、對病人痛苦的延伸、對家屬經濟及精神的煎熬，我內心非常的難過。有一位別的科部主任送我一本《向殘酷的仁慈說再見》，我看了之後感觸特別深刻，於是向部主任推薦陳醫師來演講；我很認同這本書所傳達的人道精神與善終的理念，也將這本書介紹給幾位住院醫師看，有接受，也有拒絕的。」

「很感謝有你共同推廣善終。」很高興醫界又多一位推廣善終的尖兵。

總醫師說：「我也詢問過幾位住院醫師：『請問你們召開病人家庭會議的主要用意是什麼？』多數的回答是『不開病人家庭會議會被家屬告啊！』他們的回答讓我很訝異，原來多數年輕的醫師只是為了提防家屬提告才開家庭會議。為什麼台灣的醫界會變成這樣？我覺得這個社會病了，普遍得了一個叫做欠缺愛的病，也就是『缺愛症』。」

「缺愛症！形容得很貼切。」我深有同感。

總醫師義憤填膺的說：「我們醫院有位非常資深、非常好的加護病房醫師，他目前有一位病人情況很不好，病人的家屬看到病人沒有好轉，就對醫師很不諒解，每天到病房指著這位醫師不停的咆哮、破口大罵，原來這位家屬本身患有精神疾病，而這位醫師也只好默默的承受，看到這種持續無理的對待，很多人都為這位口碑極好的醫師叫屈。」

「這麼好的醫師還要受到這樣的屈辱，真的很心痛。」聽到這樣的事我也很難過。

總醫師很無奈的表示：「我也是很心痛！這位醫師在醫界奉獻了幾十年，卻被這個病人家屬無情的指責、謾罵，使他受到很大的傷害，情緒很低落，我們都很捨不得。」

其實絕大多數的醫療工作者都是良善的，一旦法律不能保障他們，醫病關係就會對立、緊張，在這種時時刻刻都要提防被家屬告的環境工作，醫療人員如何能站在病人的立場，為病人謀最大的福祉？當他們為求自保，只好採取防禦性治療的時候，病人是受苦的，死亡過程拖得太久，最終家屬也沒獲得好處。

醫療的本質是行善，法律必須保障醫師可以拒絕無效醫療，而不會受到污辱、謾罵、人身攻擊，甚至有上法庭的疑慮；如此醫療人員才能充分展現專業和愛心去做該做的事，良好的醫病關係，才是病人的福氣，也才是全民的福氣。

這個社會真的病了，還病得不輕。我的故鄉苗栗苑裡，有一位表姊在傍晚回家的途中，看到對面車道有一位女機車騎士摔倒在路邊，路上沒有人幫忙，表姊誤以為那位女騎士是自己的姪女，趕緊將車子停好，走到對面扶她起來，這一扶可不得了，女騎士堅稱是被我表姊撞倒的，我表姐很生氣，在糾纏不清的狀況下，只好鬧到警察局，我表姊說：「我是在對面車道開車，怎麼可能將她撞到另一個車道的路邊，我是好心好意，以為她是我的姪女，才過去扶她。」

儘管舉證歷歷，我表姊還是被迫在警局待了一個晚上，她曾經有一度想要妥協，因為女騎士說：「妳開的是名車耶！妳一定有保險，就說妳不小心撞到人了，保險公司就會理賠，對妳來說也沒有什麼損失啊！」

表姊事後告訴我說：「本來曾想要自認倒楣配合女騎士的說詞，但是後來又想了一下，不對啊！我根本沒撞人，我是救人耶！如果這個社會變成這樣顛倒是非，那還有天理嗎？以後還有誰敢見義勇為，出手相助呢？」這類的案例時常聽聞，但由自己表姊的親身陳述，更可感受到當事人的憤怒與不平。

「是不應該配合騙子，免得食髓知味，助長歪風。」遇到這種令人髮指的事，的確不能讓壞人順心繼續騙人。表姊又說：「經過那次的事件，現在不論在哪，看到車禍、傷者、可憐的人，我根本就不會想要再停下來，也不會想要幫助他們，因為我不知道我幫的是好人還是壞人，會不會又被反咬一口。」所謂「一朝被蛇咬，十年怕草繩」，這也難怪表姊會有如此的轉變。

這個社會就是有一些貪婪、想要不勞而獲的人，栽贓或故意製造假車禍，太多善良的人因此惹禍上身，使得大多數人變得保守，隱藏善心不再行善，社會因此變得越來越冷漠。

我自己也曾被騙了三次，第一次是二十年前，在國道泰安休息站，遇到有人在兜售蠶絲被，他說：「我從苗栗蠶絲改良廠送貨到台中，剛好有剩下兩床蠶絲被，不帶回公司了，工廠價便宜賣！一級的蠶絲，又輕又保暖。」

心想買一床送給媽媽也不錯，回到家打開內層才發現是人造絲，於是老公又陪我回去找那個騙子，他自知理虧，只好乖乖退錢給我。對歹徒不能心軟，免得他們嚐到甜頭繼續害人。

第二次是在台北榮總附近的警察局對面，那一天我正要去幫父親買藥，在路上遇到一位四、五十歲的中年人，他很慌張的跟我說：「小姐！小姐！妳是本地人嗎？」

「有什麼事啊？」看他很緊急的樣子。

他說：「我今天從高雄上來辦事情，結果我的皮夾被偷了，我現在要回高雄沒有錢，小姐妳可以借我一千元，讓我搭車回家嗎？」

我心裡想我是苑裡人，也算是個外地人，如果換成是我，遇到這種情況，我也會有點慌張，但我也曾懷疑他是詐騙集團，可是萬一他是真的被偷了，不幫助他也不對，於是我告訴他：「我要去藥房買藥，先等一下再說。」因為我想藥房人比較多，萬一是詐騙集團，說不定藥房的人會知道，也許會給我意見。現在想起來，我還真的很笨。

這個人就隨著我進到藥房，我故意大聲的向藥房老闆說：「這個人要回高雄，可是皮夾掉了，要跟我借一千元搭車回家。」藥房的老闆沒有任何回應。

這人就在櫃台寫了一張借據並附上他的地址交給我，雖然我還有點懷疑，但我還是給他錢，當我買完藥走出藥房，看到對面就是警察局時，我心想一定是被騙了，因為警察局就在這裡，一般人一定會先去找警察求救才對，我剛剛怎麼沒想到這裏有警察局，真是有點嘔。

回到榮總宿舍告訴我先生這件事，他看了借據就說：「老婆！妳被騙了，因為高雄縣根本就沒有這個鄉鎮，這地址是亂寫的。」果然和我料想的一樣，藥房的老闆可能也擔心惹事，所以沒表示意見，唉！這個社會真的病了。

幾年後，我到宜蘭工作，有一天中午，正要從宿舍回醫院上班，在便利商店旁，有一個老伯手裡拿著一支棍子當引導，眼看就要撞上水泥柱了，我在馬路的對面看了很擔心，馬上喊：「阿伯啊！小心哦，前面有柱子。」我也立即穿越馬路去扶他，並且問他：「阿伯啊！你是要去哪裏，你這樣很危險哦！」

阿伯說：「我要去客運站搭車回家。」

「阿伯啊！前面就是新民派出所，我帶你過去，請警察先生帶你回家。」

他說：「不要！不要！小姐妳有錢嗎？我要回家可是我沒錢，妳可以給我一些錢嗎？」看他是個眼盲的老先生，樣子滿可憐的，假如他要騙錢，金額不多的話那我也只好認了，就問他：「阿伯啊！你要多少錢？」

他說：「二佰元。」當我把皮包打開時，他突然又說：「要不然五佰元好嗎？」我心想怎麼有人這麼貪得無厭，說好二佰元卻還想改成伍佰元，於是說：

「不行哦！只能給你二佰元，再多我就不給了。」

當我把錢交給他之後他就走了，這時便利商店的店員跑出來說：「小姐！妳被騙了，這個人住羅東，他已經從羅東騙到宜蘭來了。」這位店員雖然是事後告知，但總比藥房老闆的完全冷漠還要好一點。

當下我還滿難過的，為什麼會有這些壞人，專門來欺詐我們的愛心呢？我們的社會，如果常常有善心人士被騙，久而久之他們的熱情是會被澆熄的。

經過這次事件，我告訴我的兄姊們，要他們小心別被詐騙。

姊姊聽了大笑說：「小妹啊！妳也太笨了吧！沒常識也要看電視，新聞經常報導詐騙案件，妳難道都忙得沒時間看電視嗎？」

「是啊！連我老公也這麼說，不過我學乖了，我現在都會留意詐騙手法，遇到可疑的就報警或打『反詐騙諮詢專線165』，不讓歹徒有可乘之機。」

哥哥說：「詐騙招術經常推陳出新，如果有人被騙了，也要像妳這樣勇敢的說出來，不要怕被笑，才能避免有人再度上當，共同防範才能有效遏止歹徒的惡劣行為。」

「對！沒錯，互相漏氣求進步。」

最近經常聽到的話：「現在真不知道還有什麼食物是可以安心吃的？」民眾飲食有很多的擔心，例如奶粉、飲料怕有三聚氰胺、乳化劑，麵粉怕有漂白劑，蔬果怕有基因改造及農藥殘餘，食用油怕混了棉籽油，肉品怕有瘦肉精、生長激素、賀爾蒙、抗生素，加工食品怕標示不實及工業色素、銅葉綠素、防腐劑過量……等，有些不肖業者為了賣相好或降低成本，而添加各種有毒物品，罔顧消費者的健康，這是短視近利欠缺愛護消費者的心。期盼有朝一日，國人能享有無毒安全的食物，免除吃的恐懼。

真希望我們的立委們能專心制訂良善的法律來保障好人，嚴懲壞人。也希望我們的媒體多多報導社會良善的一面，讓社會大眾普遍有信心，才能重新點燃愛心，治癒「缺愛症」。

你躲起來默默承受一切，才會讓我擔心遺憾一輩子！

如果這位孝順貼心的乾兒子，自己默默承受病痛，沒有表達對乾媽的感謝及關懷，就乾媽而言，剛開始可能是擔心，再來會懷疑被遺棄，最後當知道乾兒子已癌症死亡時，會內心不捨，遺憾一輩子！

中國時報在民國一〇二年七月十日有一篇報導，標題為：癌末男「避見」七旬乾媽深情感人。這篇是報導一位五十歲癌末男子的故事，這個男子的母親生他時難產死亡，膝下無子的林奶奶不忍，接來家中撫養至九歲，才讓他回原生家庭。這兩人感情深厚，即使長大後，男子在台北成家立業，每個月仍會回中壢探視這位撫養他九年的乾媽，讓七十七歲獨居的林奶奶，逢人就誇乾兒子好孝順。

但是王男半年前起不再探望林奶奶，直到一個月前，奶奶收到一封精緻的手工信，上面寫著「媽，我生病無法再孝順妳，希望妳好好保重身體！感謝妳照顧我多年，我愛妳！」，老奶奶輾轉才得知乾兒子已直腸癌末期，生命只剩最後的一個半月。透過善心人士的幫忙，義工帶著行動不便的老奶奶北上探視乾兒子，老奶奶才知道乾兒子這半年來已歷經八次大手術，但他不願讓身體微恙的乾媽知道這件事而傷心難過。他說無法孝順乾媽，是他這輩子最大的遺憾，而看到乾兒子的老奶奶忍不住地潰堤哭喊著：「**你躲起來默默承受一切，才會讓我擔心遺憾一輩子！**」在場所有人都紅了眼眶，對兩人深厚情感深深動容。

這是非常溫馨的故事，但如果這位孝順貼心的乾兒子，自始至終都沒讓乾媽知道，自己默默承受病痛，沒有表達對乾媽的感謝及關懷，還要擔心乾媽沒人照顧，往生的時候就會因為太多牽掛，很難安詳的離開。就乾媽而言，剛開始可能是擔心，再來會懷疑被遺棄，最後當知道乾兒子已癌症死亡時，則會內心不捨，遺憾一輩子！這就是「生死兩不安」。

我曾經照顧過一個老太太，她意識不清已經一年多了，因為呼吸衰竭被送到加護病房。她的日常生活品質並不好，當罹患敗血性休克，往生對她來說也是一種解脫。有一天她血壓掉得很低，我們都覺得她就要走了，可是卻一直拖著，我覺得有些怪異。

依照常理判斷應該一、兩個小時就要往生了，但是老太太卻拖了一天還沒斷氣，我認為老太太也許還在掛念著什麼？或是在等什麼？於是問了她的媳婦：「通常這樣的血壓就是快走了，可是老太太卻還一直在彌留階段，你們來勸勸她，還是她有什麼心願未了？你們可以在她要往生之前，安慰她、讓她放下人世間的遺憾；或者她在擔心什麼事？我希望你們能給她一點承諾，讓她可以安心的往生。」

她的大媳婦聽了我的話後，茅塞頓開的說：「媽媽！您安心的走吧！阿木不會來這看您了！三年前他車禍過世了，一直不敢告訴您，連出殯都在外面偷偷的辦，怕您難過，還騙您說他是去菲律賓做生意，您現在不用等他來了。」

二媳婦也說：「媽媽！阿海也不會來這了，上個月他癌症去世了，我們怕妳太難過，不敢讓妳知道，他們兄弟現在都已經在天上，妳可以到天上和他們相會了。」

哇！這個家族有太多的祕辛了，連我這個醫師聽了，也都很驚訝。老太太似乎聽到了媳婦們的話，兩邊眼角的淚水悄悄滑落，一會兒就好像釋懷了，面容溫和安詳的往生了。

原來老太太的大兒子，三年前就因車禍意外去世了，那時老太太雖然中風，但意識還很清楚，媳婦們擔心她無法承受白髮人送黑髮人的哀傷，大兒子死亡及出殯的事情，老太太都被蒙在鼓裏，還騙老太太說大兒子是去菲律賓經商，很忙無法回來看她，以後有空一定會回來。

剛開始老太太都會掛念這個大兒子，尤其是逢年過節更是引頸期盼，常常唸著「阿木！不知道有沒有平安？」、「人不回來，也不打個電話回來，是在忙什麼？」、「有這麼忙嗎？連過年、過節都不回來，是不想我這個老母了嗎？連老婆、孩子都不要了嗎？」中風一段時間之後，慢慢的老年失智症也愈發嚴重，未

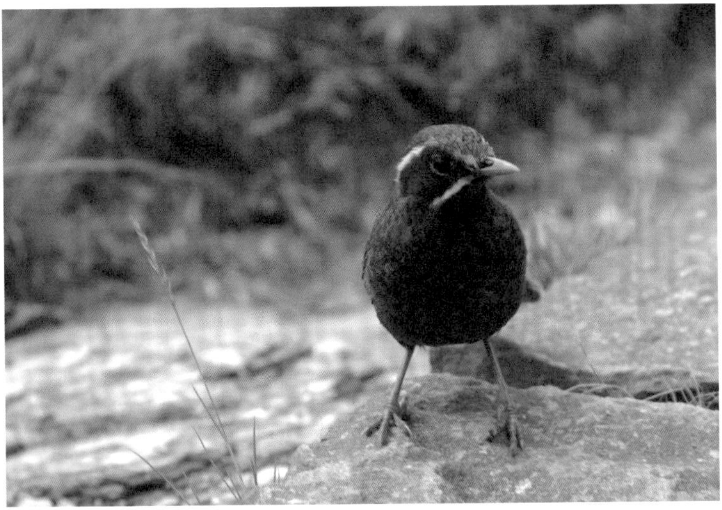

期時意識不清楚，老太太終於不再口中唸唸有詞了。

二兒子羅患肝癌，發現得太晚，幾個月後就過世了，因為當時老太太已經住院意識不清了，所以也沒告訴她二兒子死亡的訊息。

有時候人們出於善意的隱瞞，是希望對方可以不用太早面對殘酷的事實，能夠快樂一點，例如遇到末期的病人，有些醫生不願意講得太明白，就是怕病人太難過，也有的是家屬要求醫生隱瞞病情，雖然都是出於善意，但是病人自己的身體感受，病人自己最清楚，當身體的狀況越來越差時，不告訴病人實情，病人反而會起疑，「為什麼這個醫生醫術這麼差，越醫病情越嚴重，是不是應該要換醫師或換醫院？」、「我的兒子、女兒怎麼都不關心我，不幫我換個好醫生？」、「難道我得了不治之症嗎？……」先是懷疑漸漸轉為怨恨、詛咒，最後連後事、遺言都沒交代，就帶著滿腦子的疑惑與恨意離開這個世間，其實這樣對病人及家屬都沒有好處。

如果我們一開始就告訴病人真實的情況，雖然一開始會很難過，但是經過醫生的解說、家人的陪伴，病人會逐漸接受這個事實，甚至會變得更積極，會利用這僅剩的時間，好好安排後事、交代遺言，或是去完成一些很容易達成的願望、一直很想做卻沒有去做的事，例如到某個地方旅行、吃想吃的食物，拜訪思念已久的老朋友……等。

「癌末男避見七句乾媽」這個感人熱淚的真實案例告訴我們：千萬不要隱瞞病情。這個結局雖然哀傷，但充滿感恩與溫馨，活著的親人和往生的人，都能坦然、安心，這就是「生死兩相安」。

附錄

附錄一

美國腎臟科醫師協會共同決策適當開始與停止透析治療臨床指引2010

（一）停止透析治療的決定者：急性腎功能損傷、慢性腎病第五期或末期腎病患者，在下列情形可考慮停止透析：

1 病人具有決策能力且本人要求停止透析。

2 病人不再擁有決策能力，但先前曾以口頭、書面或其法定代理人表達拒絕透析意願。

3 病人罹患不可逆且嚴重的神經學病變，例如缺乏思考、感覺、有目的行為、認知自我和環境等徵候。

（二）考慮不予或終止透析治療的臨床狀況：

1 病人無法配合。

2 透析狀況不穩定，如透析過程嚴重低血壓。

3 其他非腎臟病原因造成的生命末期。

上：

4 七十五歲以上慢性腎臟病第五期病人且預後不良，符合下列兩項標準以

(1)病人在一年內死亡照護團隊並不驚訝。

(2)多重嚴重共病症。

(3)明顯生活功能不良，如 Karnofsky 指標小於40分。

(4)嚴重慢性營養不良，如血清白蛋白小於2.5 g/dL。

附錄二

紐西蘭重症醫師終止病人在加護病房照顧的時機：

1 當清楚知道病人即將死亡時。

2 當清楚知道這重症將在近期造成病人死亡時。

3 當清楚知道若病人存活將伴有讓人無法接受的不良生活品質時。

透過家庭會議有效溝通，重症醫師讓生命末期的病人保有善終權，這樣當然不會產生植物人與機器人，兼顧醫療行善的本質與醫療資源的合理分配。

●國家圖書館出版品預行編目資料

向殘酷的仁慈說再見. 2, 給愛的人沒煩惱,被愛的人沒痛苦! / 陳秀丹著 ; 陳秀琴撰文整理. -- 臺北市 : 三采文化, 2014.1
面 ; 公分. -- (Focus ; 50)
ISBN 978-986-342-047-7(平裝)

1.安寧照護 2.生命終期照護 3.通俗作品

419.825 102023005

三采文化集團

FOCUS 50

向殘酷的仁慈說再見2

給愛的人沒煩惱 被愛的人沒痛苦

作者	陳秀丹
撰文整理	陳秀琴
內頁照片提供	蔡素月
主編	賴沂青
文字校對	渣渣
美術主編	藍秀婷
美術編輯	林奕文、李慧聆
封面設計	藍秀婷
發行人	張輝明
總編輯	曾雅青
發行所	三采文化股份有限公司
地址	台北市內湖區瑞光路 513 巷 33 號 8 樓
傳訊	TEL:8797-1234 FAX:8797-1688
網址	www.suncolor.com.tw
郵政劃撥	帳號：14319060
	戶名：三采文化股份有限公司
初版發行	2014年 1月4 日
5刷	2024年4月15日
定價	NT$300